Dr. med. Thomas Weiss

Schmerzen überall
Fibromyalgie

Das rätselhafte Krankheitsbild erkennen und die Beschwerden lindern.
Wärme, Kälte und Wasser gezielt einsetzen. Mit Selbsthilfe-Programm-Poster

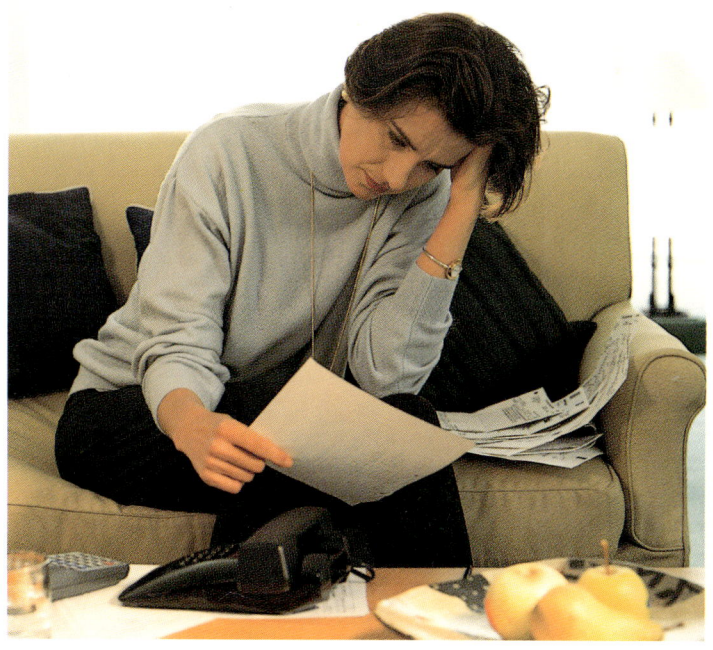

SÜDWEST

Inhalt

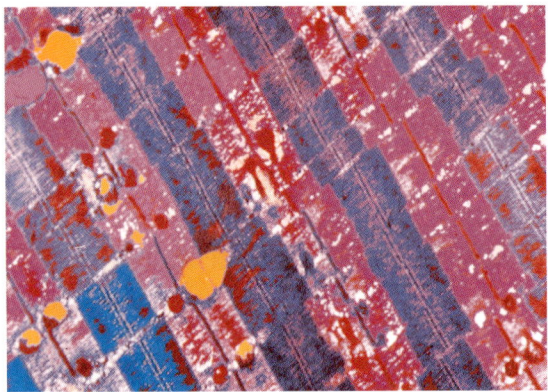

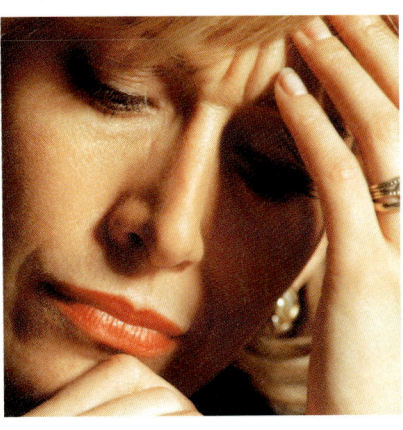

Die Fibromyalgie geht oft mit Depressionen einher.

Fitness ist ein wichtiger Faktor bei der Behandlung.

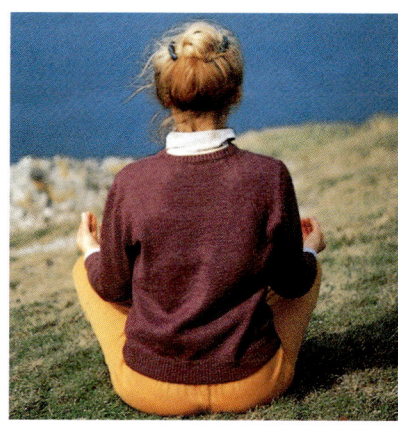

Ruhe, Ausgeglichenheit und Entspannung tragen zur Heilung bei.

Wie geht es weiter? 92

Pflanzliche Mittel – die Alternative zur chemischen Keule.

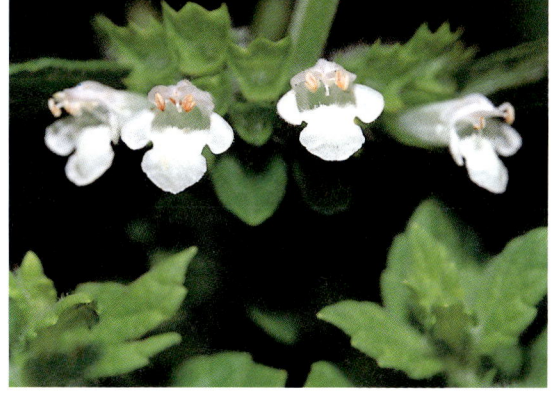

Vorwort

»Fibromyalgie« – dieser Begriff ist genauso kompliziert wie die Krankheit, für die er steht. Eine Vielzahl unterschiedlicher Symptome stellt die behandelnden Ärzte vor immer neue Rätsel – umso mehr, als die Laborbefunde, die die Schmerzen und Befindlichkeitsstörungen, unter denen die Patienten leiden, nachweisbar machen sollen, keine Ergebnisse zeitigen. Blutbild, Röntgenaufnahmen und Computertomografie zeigen völlig normale Daten.

Unbekannte Krankheit – viele Betroffene

Trotzdem ist Fibromyalgie keine exotische Ausnahmekrankheit – und schon gar kein eingebildetes Leiden. An die drei Millionen Menschen in Deutschland leiden darunter, und sie stoßen bei unzureichend informierten Ärzten häufig auf Unverständnis. Deshalb soll dieses Buch in erster Linie Aufklärung leisten: Was weiß man heute über Fibromyalgie, wie entsteht sie, wer ist davon betroffen, was weiß man über die möglichen Behandlungsmethoden? Hier liegt der zweite Schwerpunkt des Buches: In einem ausführlichen 10-Punkte-Programm werde ich darstellen, was der einzelne Patient selbst tun kann, um seiner Krankheit Herr zu werden oder sie wenigstens einigermaßen erträglich zu machen. Auf den letzten Seiten finden Sie die wichtigsten Adressen, wo Sie sich als Betroffener oder auch als behandelnder Arzt oder Heilpraktiker informieren und mit Leidensgenossen zur Selbsthilfe zusammenschließen können.

Keine Einzelleistung

Zahlreiche Menschen haben mich bei dem Buch unterstützt. Ihnen möchte ich sehr herzlich danken. An erster Stelle möchte ich meine Patienten erwähnen, vor allem die Fibromyalgiekranken, die zusammen mit mir manchen Weg und Irrweg gegangen sind. Bewährte

Freunde, Kollegen und Fachleute haben das Buch durchgelesen und mir wertvolle Hinweise gegeben. Besonderen Dank daher an Professor Wolfgang Müller, der auch das folgende Geleitwort verfasst hat, Eva-Susanne Strobel, Gerda Neuwirth, Monika Müller, Friederich Thiemann und Olaf Kern. Besonders bin ich meiner Frau und Kollegin Gabriele Haertel-Weiss dankbar, da sie nicht nur zahllose Anregungen gegeben, sondern mir auch die Zeit geschenkt hat, dieses Buch zu schreiben.

Dr. med. Thomas Weiss

Geleitwort

Die Fibromyalgie – auch als generalisierte Tendomyopathie bezeichnet – ist nicht nur eine sehr häufige, sondern auch eine heimtückische Erkrankung. Trotz der quälenden Schmerzen im ganzen Bewegungsapparat ist der körperliche Befund bei Patienten mit Fibromyalgie meist völlig normal. Dies bringt den Arzt, der nicht mit dem Krankheitsbild vertraut ist, oft in Verwirrung, so dass unnötige Untersuchungen und als Folge meist unwirksame Behandlungen angeordnet werden, wodurch auch der Patient verunsichert und psychisch belastet wird. Herr Dr. Weiss hat in dem vorliegenden Buch das Bild der Fibromyalgie auch für den medizinischen Laien sehr eindrücklich und verständlich beschrieben, deren Ursachen erläutert und Wege zu einer umfassenden Behandlung aufgezeigt, in deren Mittelpunkt die Verantwortung und Eigeninitiative des Patienten selbst stehen. Der Autor referiert hierbei keineswegs allein die umfassende Literatur über die Fibromyalgie, sondern stellt auch eingehend seine eigenen Meinungen und Erfahrungen mit dieser Erkrankung dar. Sicher wird die Lektüre dieses Buches für jeden Fibromyalgiepatienten und auch für seine Umgebung von großem Nutzen sein, fördert sie doch das Verständnis für diese Erkrankung und zeigt viele Wege zur Besserung der so quälenden Schmerzzustände und ihrer Begleiterscheinungen auf. Das Buch kann daher jedem, der mit der Fibromyalgie in Berührung kommt, wärmstens empfohlen werden. (Professor Dr. W. Müller ist Leiter des Hochrheininstituts für Rehabilitationsforschung Bad Säckingen und anerkannte Kapazität auf dem Gebiet der Fibromyalgie.)

Bei den Leserinnen dieses Buches möchte ich mich entschuldigen. Obwohl die Fibromyalgie in der Mehrheit Frauen betrifft, konnte ich mich nicht zu einer weiblichen oder geschlechtsneutralen Sprache (»er/sie«, »Patienten/Patientinnen«, »Ärzte/Ärztinnen« usw.) entschließen. Die Lesbarkeit hätte zu sehr darunter gelitten.

Was ist Fibromyalgie?

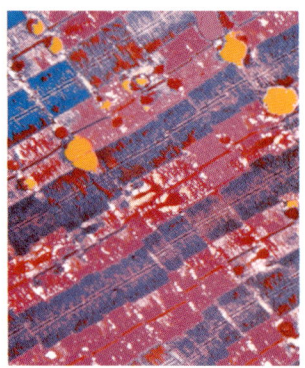

Muskelgewebe unter dem Mikroskop.

Lästig und verwirrend

Ein neues, rätselhaftes Krankheitsbild stürzt in jüngster Zeit Patienten und Ärzte gleichermaßen in Verwirrung. Seit einigen Jahren kommen immer mehr Menschen mit Beschwerden zu ihrem Arzt, die dieser kaum einer bekannten Krankheit zuordnen kann. Sie klagen über eine merkwürdige Mischung aus einer Unzahl von Symptomen, die ohne jede Systematik zu sein scheint.

Was ist das für ein merkwürdiges Krankheitsbild, mit dem die Patienten den Arzt aufsuchen? Der im Folgenden geschilderte Fall ist typisch für den Leidensweg eines Fibromyalgiekranken; zwar ist er insofern nicht übertragbar, als andere Einzelerkrankungen in anderer Reihenfolge auftreten können, typisch ist er aber in der Häufung und der Summierung der einzelnen Symptome.

Sie leiden immer wieder an Muskel- und Sehnenschmerzen, sind aber angeblich kerngesund? Sie sind es leid, wieder und wieder verschiedene Ärzte zu konsultieren und als Hypochonder angesehen zu werden? Vielleicht sind auch Sie an Fibromyalgie erkrankt!

Eine typische Patientenkarriere

Die Patientin ist ein ganzes Leben lang gesund gewesen. Kurz vor ihrem 40. Geburtstag erleidet sie einen Hexenschuss; das lästige Symptom verschwindet bald wieder, aber es bildet den Anfang einer ganzer Kette von Krankheiten. Wenige Monate später stellen sich Rückenverspannungen ein, die zu hartnäckigen Kopfschmerzen führen. Ein halbes Jahr danach stellen sich Bauchbeschwerden ein: Aufstoßen, Völlegefühl, Blähungen, Durchfall und Verstopfung im Wechsel. Der Bauch drückt gegen das Zwerchfell, die Patientin kann nur schlecht durchatmen. Schwindelanfälle kommen hinzu.

Die Beschwerden wechseln in ihrer Intensität und in der Reihenfolge ihres Auftretens, doch werden sie im Lauf der Jahre immer zahlreicher. Immer neue Beschwerden kommen hinzu: Karpaltunnelsyndrom, das sich in Schmerzen im ganzen Arm äußert, Reizblase, Mundtrockenheit, bei Frauen Periodenschmerzen u.v.a.m. Auffällig ist, dass der Patient im Verlauf seiner Leidenskarriere gar nicht mehr sagen kann, wo die Beschwerden zu lokalisieren sind und welche der Einzelsymptome am akutesten auftreten. Die Muskelschmerzen sind einfach überall!

Fibromyalgie ist keine Einbildung

Im Verlauf dieser Zeit konsultiert der typische Fibromyalgiekranke Dutzende von Ärzten. Was zu untersuchen ist, ist untersucht worden, es gibt kaum ein Gelenk, das nicht geröntgt worden ist. Doch das Ergebnis lautet immer: »Es ist alles in bester Ordnung, Sie haben nichts!« Etliche verschiedene Einzeldiagnosen werden gestellt, oft vermuten Arzt wie Patient am Ende, die Krankheit sei psychischer Natur, man sei in erster Linie seelisch krank.

Doch Fibromyalgiekranke sind weder neurotisch, noch bilden sie sich ihre Krankheit ein. Obwohl die meisten Ärzte exakt diagnostizieren und aus ihrem speziellen Blickwinkel durchaus richtig sehen, treffen sie mit ihrer Diagnose dennoch nicht ins Schwarze. In solchen Fällen gibt es nicht eine Unzahl von verschiedenen Erkrankungen, es liegt nur eine einzige vor: Fibromyalgie.

Krankheit von Muskeln und Sehnen

Was verbirgt sich hinter diesem rätselhaften Fachchinesisch? Was ist das für eine seltsame Krankheit? Handelt es sich wirklich nur um eine einzige Erkrankung, die mit so vielen Beschwerden einhergeht? Welche Symptome sind damit verbunden? Wie kann man sie diagnostizieren? Wer ist davon betroffen?

Definition

Der Begriff »Fibromyalgie« ist ein Kunstwort, das sich aus vier Teilen zusammensetzt. Es sind das lateinische Wort »fibra« = Faser und die griechischen Worte »mys« = Muskel, »algos« = Schmerz und »ia« = Zustand.

Lesen Sie diesen Ratgeber gründlich durch. Wenn Sie gut informiert sind, können Sie sich und Ihren Arzt vor einer weiteren Fehldiagnose bewahren. Fibromyalgie ist zwar seit dem Jahr 1990 als offizielle Krankheit anerkannt, aber noch längst nicht allgemein bekannt.

Man könnte diese Krankheitsbezeichnung also etwas holprig mit »Muskelfaserschmerzzustand« übersetzen. Mit dieser Bezeichnung sind bereits die wichtigsten Elemente der Erkrankung genannt. Es handelt sich um eine chronische, nicht entzündliche Form eines rheumatischen Zustands, die ausschließlich die Weichteile des Körpers betrifft, vor allem den Übergang vom Muskel zur Sehne (siehe Grafik unten). Die Knochen und Gelenke sind dagegen nicht betroffen. Dabei gibt es einzelne Muskel-Sehnen-Übergänge, die besonders schmerzhaft sind. Sie werden als Schmerzdruckpunkte oder »tender points« bezeichnet. Neben diesen Schmerzen treten im Verlauf der Erkrankung zahlreiche sogenannte vegetative Beschwerden auf. Die Laboruntersuchungen sind dabei eher unauffällig, größere Abweichungen von den normalen Werten können in der Regel nicht festgestellt werden. Und schließlich ist die Ursache der Erkrankung nicht eindeutig bekannt.

Schmerzende Muskeln sind eigentlich eine alltägliche Sache – wenn man an Muskelkater oder ähnliche Beschwerden denkt. Bei der Fibromyalgie schmerzen viele Muskeln: häufig und scheinbar ohne Grund.

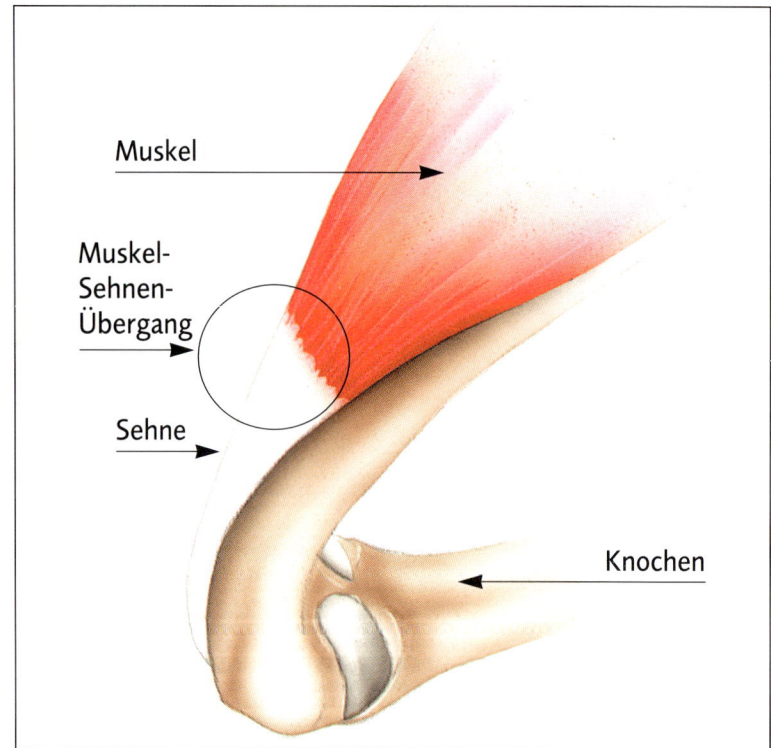

Muskel

Muskel-
Sehnen-
Übergang

Sehne

Knochen

Mit der Sehne ist – etwas vereinfacht ausgedrückt – der Muskel am Knochen, den er bewegen soll, befestigt. Die Übergangsstelle zwischen Muskel und Sehne ist der »neuralgische Punkt« bei der Fibromyalgie.

Häufigkeit des Auftretens

Die Fibromyalgie ist keineswegs eine seltene Erkrankung, sie ist vielmehr ausgesprochen häufig: Je nach Land und Untersuchung sind ein bis vier Prozent der Bevölkerung betroffen. Etwa zwei bis sechs Prozent aller Patienten, die zum Allgemeinarzt gehen, sind daran erkrankt, und in der Sprechstunde von Orthopäden und Rheumatologen liegt der Anteil noch höher: 6 bis 20 Prozent!

In Deutschland sind also mehrere Millionen Menschen von der Erkrankung betroffen. Es ist verwunderlich, warum eine derart häufige Krankheit so lange nicht erkannt wurde, warum man noch immer so wenig von Fibromyalgie hört.

Dies liegt daran, dass die Krankheit nur schwer zu diagnostizieren ist – und damit auch nur selten erkannt wird, obwohl sie relativ häufig ist.

▶ Fibromyalgie ist selbst unter Fachleuten wenig bekannt.

▶ Fibromyalgie lässt durch die verwirrende Vielfalt von Beschwerden immer wieder an andere Krankheiten denken. Der untersuchende Arzt sieht sozusagen den Wald vor lauter Bäumen nicht.

Geschichte einer Krankheit

Das Wissen über diese Erkrankung ist noch sehr jung. Erst vor etwa 20 Jahren wurde sie zum ersten Mal in Fachkreisen in den USA diskutiert. Doch die Krankheit selbst ist noch sehr viel älter: Diffuse Muskelschmerzen kannten bereits die Ärzte der Antike. Im Lauf des 18. Jahrhunderts unterschied man zum ersten Mal Gelenkrheuma von Muskelrheuma, zu Beginn des 19. Jahrhunderts wurden zum ersten Mal die »tender points« beschrieben.

Später, Anfang des 20. Jahrhunderts, nahm man an, dass das Muskelrheuma Folge einer Muskelfaserentzündung (medizinisch: Fibrositis; alle Krankheitsnamen, die auf »-itis« enden, bezeichnen entzündliche Prozesse) sei. Im Jahr 1968 wurden die ersten Fälle von Fibromyalgie beschrieben, die damals noch als Fibrositis bezeichnet wurde. Erst Anfang der achtziger Jahre wurde klar, dass es sich bei dem neuen Krankheitsbild nicht um eine entzündliche Krankheit handelt. Der Begriff

Seit es den Homo sapiens gibt, gibt es Muskel- und Gelenkrheuma. Ein natürlicher Verschleiß liegt in der Natur der Dinge. Die Erkennung und Benennung von Krankheiten sind vom Fortschritt der Medizin abhängig. Die Krankheit Fibromyalgie ist also keineswegs neu; neu ist die Erkenntnis, dass es sich um eine eigenständige Krankheit handelt.

»Fibromyalgie« wurde 1977 vorgeschlagen und 1990 von der amerikanischen rheumatologischen Gesellschaft akzeptiert. Damit wurde die Fibromyalgie als »offizielle« Krankheit anerkannt.

Eine neue Seuche?

Vieles spricht dafür, dass die Fibromyalgie an Häufigkeit zunimmt. Doch um diese Annahme zu beweisen, fehlen genaue Zahlen. Dies ist auch nicht weiter verwunderlich. Man kann eine Krankheit erst untersuchen und statistisch auswerten, wenn man sie als bestimmtes, abgrenzbares Erscheinungsbild erkannt und definiert hat. Da dies bei der Fibromyalgie erst seit sehr kurzer Zeit der Fall ist, fehlen somit entsprechende Langzeitstudien.

Alters- und Geschlechtsverteilung

Die Fibromyalgie ist im Wesentlichen eine Erkrankung von Frauen, die 80 bis 90 Prozent der Betroffenen ausmachen. Im Allgemeinen beginnt die Erkrankung im Alter gegen Ende 30 und ist mit etwa Mitte 40 voll entwickelt.

Von dieser allgemeinen Regel gibt es jedoch Ausnahmen. So kommen auch Jugendliche in Behandlung, und schon bei Sechsjährigen können die ersten Beschwerden auftreten. Andererseits gibt es Fälle, bei denen der Beginn der Krankheit erst in deutlich höherem Lebensalter auftritt.

Fibromyalgie und Beruf

Fibromyalgie ist sicherlich keine Erkrankung einer bestimmten Berufsgruppe. Angestellte, Arbeiter, Beamte, Verkäufer, Lehrer und Studenten – alle können betroffen sein. Sicher ist, dass die Fibromyalgie keine Erkrankung der Schwerarbeiter ist, die Ursache also nicht in starker körperlicher Belastung zu suchen ist. Ob einzelne Berufe etwas häufiger als andere betroffen sind, ist derzeit noch nicht ausreichend untersucht.

Obwohl man sich mittlerweile weltweit auf die Diagnose »Fibromyalgie« geeinigt hat, werden Sie wahrscheinlich noch auf zahlreiche andere Bezeichnungen stoßen: generalisierte Tendomyopathie, polytope Tendomyopathie, myofasziales Schmerzsyndrom, polytope Insertionstendopathie und Myotendopathie.

Der Krankheitsverlauf der Fibromyalgie

▶ Der Erkrankungsbeginn ist häufig schleichend und unauffällig. Am Anfang stehen meistens unspezifische Beschwerden wie beispielsweise Abgeschlagenheit, Schlafstörungen oder Magen-Darm-Beschwerden.

▶ Später kommen Schmerzen im Bereich der Lenden- oder – etwas seltener – der Halswirbelsäule hinzu.

▶ Erst danach entwickeln sich die typischen Schmerzen in Armen und Beinen sowie weitere begleitende Symptome und Beschwerden.

▶ In der Regel verschlimmert sich die Krankheit nicht kontinuierlich.

▶ Heftige Schmerzattacken werden von schmerzfreien Intervallen abgelöst.

▶ Kälte, Nässe oder äußere Belastungen können zur Verschlimmerung führen.

▶ Bis sich das Vollbild der Erkrankung herausgebildet hat, dauert es durchschnittlich sieben bis acht Jahre.

Prognose

Die Fibromyalgie ist im Allgemeinen eine chronische Erkrankung mit langjährigem Verlauf, die oft mit langem Leiden verbunden ist. Dennoch führt sie nie zu einer körperlichen Veränderung der Gelenke oder anderer Organe. Deformierung oder Funktionsbeeinträchtigungen, wie sie bei der rheumatoiden Arthritis (Gelenkrheuma) vorkommen, gibt es bei der Fibromyalgie nicht. Dementsprechend steht am Ende der Krankheit auch nie der Rollstuhl, wie es verständlicherweise oft von Betroffenen befürchtet wird.

Die Dauer der Krankheit ist im Einzelfall schwer vorherzusagen. In größeren Studien wurden meist Beschwerdezeiträume von 15 und mehr Jahren gefunden. Doch lassen Sie sich dadurch nicht schockieren! Es gibt große Unterschiede, was das Ausmaß der Beschwerden angeht. Tendenziell nehmen die Schmerzen mit der Zeit ab. Nach dem 60. Lebensjahr geht es vielen – leider nicht allen – Patienten deutlich besser. Das Spektrum der Symptome reicht von praktischer Beschwerdefreiheit bzw. geringfügigen Beschwerden über gewisse Einschränkungen

So lästig und schmerzhaft die Krankheit auch ist – einen Trost gibt es: Bei der Fibromyalgie kommt es nie zu Gelenkdeformierungen oder anderen Spätschäden an den Gelenken.

bis hin zu kaum erträglichen Schmerzen, wovon glücklicherweise nur eine Minderheit (weniger als zehn Prozent der Erkrankten) betroffen ist. Sehr wesentlich für die Prognose ist vor allem die Therapie. Je aktiver und bewusster Patienten an die Krankheit herangehen, desto günstiger ist im Allgemeinen der Verlauf!

Kostenschätzungen

Was eine Fibromyalgie in Mark und Pfennig kostet, ist nur ungefähr bekannt. Die direkten Kosten sind bereits beträchtlich. Sie liegen in den USA bei umgerechnet ca. 4000 DM pro Patient und Jahr. Wesentlich höher sind die indirekten Kosten, die durch Arbeitsausfall und Renten entstehen. Schließlich kommen noch die Aufwendungen für die unnötigen Untersuchungen hinzu, die entstehen, bis nach durchschnittlich sieben Jahren die korrekte Diagnose gestellt ist. Rechnet man alles zusammen, kommt man für Deutschland auf einen ungefähren Betrag zwischen 10 und 40 Milliarden DM.

Entscheidend für die Kosten, die durch diese Krankheit verursacht werden, ist vor allem das Verhalten der Patienten während und nach der Therapie. Sie können durch eigene Willenskraft und Disziplin viel zu ihrer Heilung beitragen und dabei viel Geld sparen helfen!

Diese Beschwerden treten auf

Hat sich die Krankheit voll entwickelt, leiden die Betroffenen meist unter einer Vielzahl völlig unterschiedlicher Beschwerden.

Muskelschmerzen

▶ Im Vordergrund stehen die Dauer- und Ruheschmerzen. Etwa die Hälfte der Patienten klagt, sie hätten überall Schmerzen. Außer der Wirbelsäule sind fast immer auch Arme und Beine betroffen. Es gibt allerdings auch Fälle, in denen neben der Wirbelsäule nur einzelne Muskelbezirke (z. B. die Schultern) wehtun.

▶ Besonders schmerzempfindlich sind bestimmte Muskel-Sehnen-Übergänge, die bereits erwähnten »tender points«. Sie spielen in der Diagnostik (siehe Seite 20) eine herausragende Rolle.

▶ Eine allgemeine Reizbarkeit der Nerven ist ein weiteres Symptom: Überempfindlichkeiten der Haut, des Geruchs, der Ohren usw.

Kopfschmerzen und Migräne

▶ Von den Schmerzen abgesehen, fühlt sich die Mehrzahl der Patienten gedrückt, depressiv oder ängstlich.

▶ Mehr als die Hälfte leidet an ausgeprägten Spannungskopfschmerzen. Häufig ziehen diese vom Nacken kommend über den Kopf nach vorn oder sind in der Augen- und Schläfenpartie lokalisiert.

▶ Manche Patienten müssen neben den Kopfschmerzen auch noch eine Migräne ertragen. Hauptsymptome sind einseitige Kopfschmerzen, verbunden mit Übelkeit, Licht- und Lärmscheu.

Schwellungen und Steifheit

▶ Morgens klagen die Patienten über ausgeprägte Steifheit der Gelenke und das Gefühl, diese seien angeschwollen, auch wenn eine Schwellung nicht immer sichtbar ist.

▶ Schwellungen treten meist auch im Bereich von Augen, Wangen und Fingern auf, und am Morgen ist häufig die Nase verschwollen. Frauen leiden unter Spannungsgefühlen in der Brust und im Unterleib. Vor und während der Periode können diese Beschwerden deutlich zunehmen und sich bis zu Krämpfen steigern.

Erschöpfung und Mattigkeit

▶ Erschöpfung, Mattigkeit und Müdigkeit sind die wichtigsten Symptome der Fibromyalgie. Diese massive Abgeschlagenheit fehlt selten und quält die Patienten sehr. Sie ist oft derart ausgeprägt, dass eine regelmäßige Berufstätigkeit nicht (mehr) möglich ist.

▶ Erschwert wird eine Erwerbstätigkeit häufig durch Konzentrationsstörungen: Benommenheit, Erinnerungslücken, eine Störung des Kurzzeitgedächtnisses, das Gefühl einer »Mattscheibe« oder einer allgemeinen Verlangsamung werden von Fibromyalgiepatienten beklagt. Manche Betroffenen haben den Eindruck, sie stünden ständig neben sich. Im amerikanischen Sprachraum wird dieser »benebelte Zustand« meist als »fibrofog« (englisch: »fog« = Nebel) bezeichnet.

▶ Ebenso häufig sind Schlafstörungen. Die Betroffenen haben einen leichten Schlaf, wachen oft auf, können nicht wieder einschlafen und fühlen sich vor allem vom Schlaf nicht erfrischt.

Die Tücke der Krankheit liegt in der Vielfalt der Symptome! Gerade Müdigkeit und Erschöpfung sind zunehmend an der Tagesordnung in unserem hektischen, arbeitsreichen Alltag. Vorsicht ist geboten bei allzu häufiger Mattheit: Überprüfen Sie Ihren Gesundheitszustand auf die Symptome der Fibromyalgie.

Sämtliche Störungen, die durch Fibromyalgie ausgelöst werden, kennzeichnen eine disharmonische Funktionsweise des Körpers. Diese Unausgeglichenheit kann auch heftige vegetative Beschwerden hervorrufen, die dann oft fälschlicherweise anderen Krankheiten zugeordnet werden. Diese Tatsache wird noch durch die Nichtbeweisbarkeit der Fibromyalgie in den Laboruntersuchungen unterstützt.

Magen-Darm-Beschwerden, Allergien und Kreislaufstörungen

▶ Aufstoßen, Völlegefühl, Sodbrennen, vermehrte Darmgeräusche, Blähungen, Durchfall oder Verstopfung fehlen selten.

▶ Bei überraschend vielen Patienten finden sich Allergien. Diese reichen von leichtem Heuschnupfen bis zu schwerem Asthma.

▶ Fibromyalgiepatienten sind meist sehr kälteempfindlich und berichten über Zeichen einer gestörten Durchblutung: kalte Hände, kalte Füße oder Raynaud-Syndrom (siehe Seite 37ff.).

▶ Ebenfalls häufig tritt ein Karpaltunnelsyndrom auf. Hierbei handelt es sich um die Einengung eines Nervs im Bereich des Handgelenks. Als Konsequenz treten nachts heftige Schmerzen im Arm auf.

▶ Kreislaufstörungen mit Schwindelgefühlen sind zwar nicht gefährlich, beeinträchtigen aber das Leben vieler Patienten massiv.

Vegetative Beschwerden

Für Arzt und Patient gleichermaßen verwirrend sind die vielen sogenannten vegetativen Beschwerden, die mit der Fibromyalgie verbunden sind. Man kann sie als Störungen in der Regulation von Körperfunktionen verstehen (Näheres dazu Seite 30ff.). Die häufigsten Symptome sind:

▶ Neigung zu vermehrter Schweißbildung
▶ Empfindliche Haut, überschießende Reaktion bei Berührung
▶ Vermehrte Venenzeichnung
▶ Kreisrunder Haarausfall
▶ Atembeschwerden, unklare Schmerzen im Brustbereich mit Atemnot

▶ Herzrhythmusstörungen
▶ Reizblase
▶ Infektanfälligkeit, leicht erhöhte Temperatur
▶ Taubheitsgefühle, nervöse Extremitäten (»restless legs«), Krämpfe in der Beinmuskulatur, Händezittern
▶ Wassereinlagerungen
▶ Periodenschmerzen
▶ Nachlassen des sexuellen Interesses, Impotenz
▶ Heiserkeit, Schluckbeschwerden, Kloßgefühl im Hals
▶ Zahnschmerzen, Schmerzen in der Kaumuskulatur
▶ Störungen des Hörens, Tinnitus (Ohrgeräusche)
▶ Reizbarkeit, Stimmungsschwankungen

Laborbefunde und Röntgenuntersuchungen

In deutlichem Kontrast zu dieser Fülle von Beschwerden steht das Fehlen von objektivierbaren, »harten« Befunden. Die routinemäßig durchgeführten Laboruntersuchungen ergeben keine Auffälligkeit. Hierzu zählen insbesondere Blutbild, Blutkörperchensenkungsgeschwindigkeit, Rheumafaktoren, C-reaktives Protein (CRP), Eiweißelektrophorese, Immunglobuline usw. Über alle labormedizinischen Verfahren muss das Gleiche gesagt werden: Das Ausmaß der Beschwerden steht in krassem Widerspruch zu den unauffälligen Ergebnisbildern bei Röntgen-, Ultraschall-, Computertomogramm-, Szintigramm- oder Kernspintomogrammuntersuchungen.

Dem Geheimnis auf der Spur?

Allerdings gibt es gewisse Ausnahmen: In der letzten Zeit wurden bei Spezialuntersuchungen Auffälligkeiten im Stoffwechsel der Botenstoffe des Nervensystems, vor allem des Gehirns, gefunden. Ganz im Vordergrund stand eine Verminderung des Botenstoffes Serotonin. Obwohl bei vielen Betroffenen niedrige Serotonin-Spiegel nachweisbar sind, gibt es jedoch auch Patienten, die trotz heftigster Beschwerden normale oder sogar erhöhte Blutwerte aufweisen. Serotonin eignet sich also nicht zur Diagnosestellung.

Folgende weiteren Botenstoffe können im Gehirn verändert sein:

▶ Möglicherweise vermindert sind: Serotonin, Somatomedin C, Kalzitonin, Prostaglandin.

▶ Möglicherweise erhöht ist: Prolaktin.

Verständigungsprobleme zwischen Arzt und Patient

Das Fehlen von überprüfbaren Fakten ist für viele Patienten oft schwer zu verstehen und noch schwerer zu verkraften. Es ist für sie nicht nachzuvollziehen, warum man nichts Objektives feststellt, obwohl sie sich so krank fühlen. Häufig wird dann verzweifelt weitergesucht, um endlich etwas »in der Hand zu haben«. Nun ist es aber so, dass man mit

Als Faustregel kann man festhalten, dass bei der Fibromyalgie in der Regel keine organischen Veränderungen festzustellen sind. Es gibt keine typischen Labor- oder Röntgenbefunde, die eine Fibromyalgie beweisen.

großer Wahrscheinlichkeit auf irgendeine Auffälligkeit stößt, wenn man nur hartnäckig genug untersucht. Kein Mensch ist völlig ohne Makel. Solche Zufallsbefunde werden dann gern zur Erklärung der Symptome herangezogen und können leicht auf eine falsche Behandlungsspur führen.

Nicht nur das Messbare zählt

Hinzu kommt die große Befürchtung der Betroffenen, ihr Arzt würde ihnen die Beschwerden nicht abnehmen, könnte sie für neurotisch halten oder gar annehmen, sie bildeten sich das Ganze nur ein.

Leider sind diese Befürchtungen nicht ganz unberechtigt. Viele Ärzte nehmen die Symptome nur dann ernst, wenn hierfür auch eine klar erkennbare organische Bestätigung vorliegt. Dahinter steht ein Verständnis von Gesundheit und Krankheit, das nur sichtbare oder messbare Veränderungen anerkennt. Eine Krankheit gilt also nur dann, wenn Laborwerte verändert, Schäden im Röntgenbild erkennbar sind oder Auffälligkeiten bei den feingeweblichen (histologischen) Untersuchungen diagnostiziert worden sind.

Wie weiter unten noch ausführlich beschrieben wird, handelt es sich bei der Fibromyalgie jedoch um ein Krankheitsbild, bei dem es keine (oder kaum) Veränderungen in der Struktur der Einzelteile gibt. Hier überwiegen Veränderungen der Funktion.

Am leichtesten lässt sich die durch die Fibromyalgie hervorgerufene Störung mit einem Beispiel erläutern: Wenn in den Straßen einer Stadt am Nachmittag der Verkehr zusammenbricht, so liegt das nicht an den Autos an sich – diese können alle in tadellosem Zustand sein. Ebenso wenig sind die Straßen oder Ampeln defekt. Gestört sind der Ablauf, das Zusammenspiel, die Funktion. Dass dies aber ein echtes und kein eingebildetes Problem darstellt, ist für uns alle eine tägliche Erfahrung!

»Tender points« – sensible Druckpunkte

Für das Verständnis und die Diagnostik dieser Krankheit gleichermaßen bedeutsam sind die bereits mehrfach erwähnten Druckpunkte, die »tender points«. Sie können das Phänomen am besten verstehen, wenn Sie ein kleines Experiment machen. Ertasten Sie die Stelle, an der die Muskeln des Unterarmes in die Sehnen am Ellenbogen übergehen, und drücken Sie kräftig mit dem Daumen darauf. Möglicherweise müssen Sie ein bisschen suchen, bis Sie diese Stellen auf der Vorder- und Rückseite des Ellenbogens gefunden haben.

Wenn dieser Druck schmerzt, haben Sie einen »tender point« gefunden. Dieser Schmerz ist etwas völlig Normales: Die beiden Punkte am Ellenbogen sind bei den meisten Menschen hoch empfindlich. Es sind in etwa die Stellen, die auch beim Tennisellenbogen so ziehend weh tun. Nun gibt es natürlich nicht nur diese beiden Muskel-Sehnen-Übergänge. Im Prinzip kann jeder Muskel davon betroffen sein. Etwa 40 Prozent des Körpergewichtes besteht aus Muskeln; sie stellen damit das größte Organ des Menschen. Glücklicherweise treten schmerzempfindliche Punkte nicht an jedem dieser Muskeln auf. Über ihre genaue Zahl besteht in der Fachwelt keine Einigkeit. Bis zu 75 Schmerzpunkte wurden beschrieben, doch sind sie nicht alle gleich wichtig. Am häufigsten werden die Punkte in Mitleidenschaft gezogen, die in der unten stehenden Zeichnung dargestellt sind.

Der Mensch besitzt sage und schreibe 424 unterschiedliche Muskeln – und das sind nur die, die wir bewusst steuern können. Daneben gibt es noch unzählige weitere, die z. B. im Verdauungskanal arbeiten und durch unseren Willen nicht zu beeinflussen sind.

Diese Punkte können bei einer Fibromyalgie schmerzen. Nicht alle gezeigten müssen betroffen sein – und nicht alle in gleicher Intensität.

Nicht nur Muskeln sind empfindlich

Allerdings sind nicht nur die Übergänge von Muskeln zur Sehne schmerzempfindliche »tender points«. Ein weiterer Übergang am Brustkorb, nämlich die Knorpel-Knochen-Grenze im Bereich der Rippen, kann Schmerzen verursachen (siehe Grafik Seite 17). Tastet man von außen, kann man sie unter der Haut bzw. unterhalb der Brustmuskeln spüren. Häufig ist jeder einzelne Knorpel-Rippen-Übergang betroffen. Da die Rippen nicht gleich lang sind, sondern von oben nach unten immer kürzer werden, liegen die Schmerzpunkte – von oben nach unten gesehen – immer weiter außen. So lassen sie sich leicht von anderen sensiblen Punkten unterscheiden.

Hand- und Fußgelenke – besonders empfindlich

Noch ein zweiter Bereich bildet eine Ausnahme von der Regel: Im Bereich der kleinen Hand- und Fußgelenke kann das umliegende Gewebe befallen sein – ein Zustand, der mit einer schmerzhaften Bewegungseinschränkung einhergeht.

Sie können leicht an sich selbst überprüfen, ob die angegebenen Stellen schmerzen. Vermutlich werden Sie bei dieser Überprüfung feststellen, dass viele dieser »tender points« Beschwerden machen, wenn Sie nur fest genug drücken. Kein Wunder – und auch kein Grund zur Sorge: Muskel-Sehnen-Übergänge sind von Natur aus empfindlicher als die Mitte des Muskels, der sogenannte Muskelbauch.

Wann darf es schmerzen?

Wie fest soll man dann also drücken? Ab welchem Druck ist das Auftreten von Schmerz normal? Im Verlauf der Forschung hat man sich darauf geeinigt, dass der Daumendruck mit einer genau definierten Kraft erfolgen sollte: Mit genau vier Kilopond sollte der Daumen auf die zu untersuchende Stelle drücken.

In der Praxis braucht man es allerdings nicht ganz so genau machen. Der Schmerz ist im Bereich der Druckpunkte nicht selten so heftig,

> Besonders bedeutsam sind die »tender points« im Brustbereich, weil sie vermutlich für die sehr unangenehmen Brustschmerzen verantwortlich sind, unter denen viele Fibromyalgiepatienten leiden. Oft genug sind sie so heftig, dass die Beschwerden mit einem Herzinfarkt verwechselt werden und die geplagten Menschen auf der Intensivstation landen.

dass die Patienten sogar aufschreien oder hochzucken. Im Amerikanischen spricht man in diesem Zusammenhang vom »jump sign« (sinngemäß: »Hochspringzeichen«). Zur größeren Klarheit hat man sogenannte Kontrollpunkte definiert, Bereiche also, die weniger sensibel sind und wo bei gleicher Druckintensität kein Schmerz ausgelöst werden sollte.

Auch der Muskelbauch kann schmerzen

Noch eine letzte Unterscheidung ist zu beachten: Gelegentlich kann man im Bereich des Muskelbauches, also im eigentlich weniger schmerzempfindlichen Mittelteil eines Muskels, tastbare Verspannungen feststellen. Drückt man darauf, zuckt der Muskel zusammen, und es entsteht ein ausstrahlender Schmerz. Hierbei handelt es sich um sogenannte trigger points, die mit den Druckpunkten der Fibromyalgie nichts zu tun haben.

Um exakt zu messen, wurden kleine Messinstrumente entwickelt, mit denen man die aufgewendete Kraft bestimmen kann. Diese sogenannten Druckdolorimeter (lateinisch: »dolor« = Schmerz) sind allerdings nur für die Forschung interessant. In der Praxis bringen sie keinen Vorteil.

Varianten der Fibromyalgie

▶ Wie es in der Medizin häufig vorkommt, unterscheidet man auch beim Krankheitsbild der Fibromyalgie unterschiedliche Formen. Die eigentliche Form bezeichnet man auch als primäre Fibromyalgie. Dementsprechend gibt es auch eine sekundäre Fibromyalgie.

▶ Bei dieser sekundären Fibromyalgie sind die Muskel-Sehnen-Schmerzen durch eine andere Erkrankung bedingt. Beispiele hierfür sind das Gelenkrheuma und bestimmte Fehlsteuerungen von Hormondrüsen.

▶ Schließlich gibt es noch lokalisierte, also örtlich begrenzte Formen der Fibromyalgie, bei denen die typischen Schmerzpunkte nur an einzelnen Stellen auftreten. Solche Zustände können durch Unfälle (z. B. durch ein Schleudertrauma) ausgelöst werden.

▶ Im Gegensatz zur primären können bei einer sekundären Fibromyalgie durchaus Labor- oder Röntgenveränderungen vorkommen. Diese sind dann aber durch die zusätzliche Krankheit und nicht durch die Fibromyalgie bedingt.

Vielfach spricht man auch von einem Fibromyalgiesyndrom, um zu betonen, dass es sich bei der Fibromyalgie um ein Krankheitsbild mit vielen Ursachen handelt.

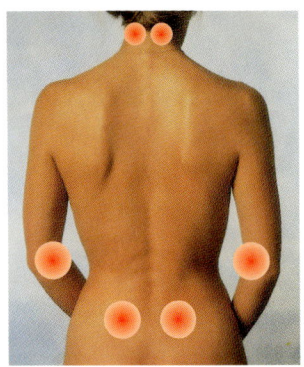

Die bei der Fibromyalgie am häufigsten betroffenen Schmerzpunkte.

Selbstdiagnose heißt die Devise! Sie können die amerikanische oder die deutsche Diagnose-möglichkeit probieren, im Zweifelsfall ziehen Sie die Nebenkriterien der deutschen Methode zurate.

Die Diagnose – oft nicht ganz einfach

Unterschiedlichste Symptome

Wie kann man nun sichergehen, ob man an einer Fibromyalgie leidet oder nicht? Die zentralen Beschwerden der Fibromyalgie, wie sie auf den vorangegangenen Seiten beschrieben wurden, machen eine solche Diagnose nicht gerade leicht.

Dazu kommt, dass ja, wie erwähnt, praktisch keine Laborbefunde vorliegen, die es bei anderen Krankheiten dem Arzt erheblich erleichtern, sich ein klares Bild zu machen. Wie kann man bei der Vielzahl der Beschwerden und der möglicherweise höchst unterschiedlichen Sensibilität der zahlreichen Druckpunkte also sicher sein, ob eine Fibromyalgie vorliegt?

Die amerikanische Diagnose

Es gibt inzwischen verschiedene, relativ klare Richtlinien, die jeden Arzt in die Lage versetzen, innerhalb kürzester Zeit eine Fibromyalgie sicher zu diagnostizieren: Am bekanntesten ist die amerikanische Definition (American College of Rheumatology) von 1990.

Nach dieser Norm liegt eine Fibromyalgie dann vor, wenn die folgenden zwei Kriterien erfüllt sind:

▶ In der Vorgeschichte wird über weit verbreitete Schmerzen von mehr als drei Monaten Dauer geklagt. Als weit verbreitet gelten Schmerzen, wenn sie sowohl im Wirbelsäulenbereich (vor allem an Lenden und Halswirbelsäule) als auch in beiden Armen und Beinen auftreten.

▶ Mindestens 11 von 18 Druckpunkten sind bei einer Druckintensität von vier Kilopond deutlich schmerzempfindlich.

Die Diagnose im deutschsprachigen Raum

Im deutschen Sprachbereich gibt es eine andere Definition, die zwei Haupt- und zwei Nebenkriterien unterscheidet.

Hauptkriterien

▶ Schmerzen über mehr als drei Monate im Rücken und in zwei weiteren verschiedenen Körperbereichen (Armen oder Beinen)
▶ Schmerzen in mindestens 12 von 24 Druckpunkten bei einem Druck von vier Kilopond Daumendruck (bzw. zwei Kilopond mit einem Dolorimeter)

Nebenkriterien

▶ Mindestens sieben der folgenden 14 Beschwerden liegen vor: Kalte Akren (Hände, Füße bzw. Nasenspitze), Mundtrockenheit, vermehrtes Schwitzen, Kreislaufprobleme (Schwindel, niedriger Blutdruck), Zittern der Hände, Schlafstörungen, Darmbeschwerden, Kloßgefühl im Hals, Atembeschwerden, Herzbeschwerden, Missempfindungen (z. B. Taubheitsgefühl oder Überempfindlichkeit der Haut), Blasenbeschwerden, Kopfschmerzen oder Migräne
▶ Depressive Verstimmungen oder seelische Beeinträchtigungen
Die Diagnose einer Fibromyalgie ist dann eindeutig, wenn entweder beide Hauptkriterien oder in Zweifelsfällen zusätzlich eines der Nebenkriterien erfüllt sind.

So testen Sie sich selbst

Fibromyalgie ist ein klar umrissenes Krankheitsbild. Ein auf diesem Gebiet erfahrener Arzt kann die Diagnose schnell und sicher stellen. Er braucht eine genaue Vorgeschichte, wird einige Fragen stellen und eine körperliche Untersuchung durchführen. Eventuell wird er auch Laboruntersuchungen veranlassen. Das ist alles! Leider sind auf diesem Gebiet erfahrene Ärzte selten. Man ist daher als Betroffener oft darauf angewiesen, eine erste »Verdachts«-Diagnose zu stellen.

Vielleicht kennen Sie jemanden, der unter ähnlichen Symptomen leidet: Den Test gemeinsam zu machen kann zu noch objektiveren Ergebnissen führen, da die Fremdberührung die »tender points« eindeutiger, d. h. ohne die Empfindung der eigenen Hände, lokalisieren kann.

Leiden Sie an Fibromyalgie?

Beantworten Sie bitte die folgenden Fragen.

▶ Leiden Sie seit mehr als drei Monaten unter diffusen Schmerzen?
▶ Haben Sie Schmerzen im Rücken?
▶ Leiden Sie zusätzlich auch unter Schmerzen in Armen oder Beinen?
▶ Tasten Sie nach den Druckpunkten: Ist die Hälfte davon deutlich druckempfindlich?

Wenn Sie bisher alle Fragen mit Ja beantwortet haben, dann ist das Vorliegen einer Fibromyalgie bereits sehr wahrscheinlich.

Falls Sie bei einer Frage mit Nein geantwortet haben, beantworten Sie bitte zusätzlich die folgenden beiden Fragen.

▶ Leiden Sie auffallend häufig unter schlechter Stimmung oder Depressionen?
▶ Leiden Sie an der Mehrzahl der folgenden Beschwerden: Kalte Akren (Hände, Füße bzw. Nasenspitze), Mundtrockenheit, vermehrtes Schwitzen, Kreislaufprobleme (Schwindel, niedriger Blutdruck), Zittern der Hände, Schlafstörungen, Darmbeschwerden, Kloßgefühl im Hals, Atembeschwerden, Herzbeschwerden, Missempfindungen (z. B. Taubheitsgefühl oder Überempfindlichkeit der Haut), Blasenbeschwerden, Kopfschmerzen oder Migräne?

Eine Fibromyalgie ist wahrscheinlich, wenn Sie entweder Stimmungsschwankungen haben oder die Mehrzahl der aufgeführten Symptome aufweisen.

Unsicherheiten bleiben

Bei beiden Definitionen ist immer zu bedenken, dass bei der Diagnose einer primären Fibromyalgie, also der häufigsten Form, die üblichen Laboruntersuchungen und bildgebende Verfahren (z. B. Röntgenaufnahme, Computertomogramm usw.) normale Befunde ergeben. Doch bei jeder noch so genauen Definition ist zu berücksichtigen, dass dies

---

Wenn Sie immer noch unsicher sind, lassen Sie nach Ihrem Test noch etwas Zeit verstreichen. Notieren Sie sich Ihre Ergebnisse. Nach einem zweiten Versuch vergleichen Sie die Resultate: Wenn die Druckpunkte ähnlich empfindlich sind wie in dem ersten Test, wird die Diagnose schon wahrscheinlicher. Weichen die Ergebnisse stark voneinander ab, sollten Sie die Testreihe zu einem anderen Zeitpunkt wiederholen.

immer nur Versuche sind, ein Krankheitsbild einzugrenzen, das von Natur aus vielschichtig und mehrdeutig ist. Die Grenze ist nicht scharf gezogen, Übergänge und Teilerkrankungen sind verbreitet. So gibt es auch Krankheitsfälle, bei denen zwar nur wenige »tender points«, dafür aber umso mehr andere Symptome vorhanden sind, so dass an der Diagnose nicht zu zweifeln ist.

Möglicherweise verunsichert Sie auch die Beschreibung der Schmerzpunkte. Vielleicht kennen Sie eine Zeichnung, auf der die Punkte etwas anders dargestellt sind, oder Sie tasten die »tender points« bei sich selbst ein wenig anders als in der Abbildung. Dies ist nichts Ungewöhnliches. Da die Punkte in Weichteile eingebettet sind, kann man sie nicht so exakt festlegen wie eine Stelle auf einem Knochen. Unterschiede von Mensch zu Mensch sind normal.

Wenn die Punkte schmerzhaft sind, ist dies kaum zu übersehen. Besonders gilt dies für die Punkte in Brust-, Nacken-, Knie- und Hüftbereich. Allerdings gibt es auch seltene Fälle, bei denen ein Fibromyalgiesyndrom ohne tender points vorliegt.

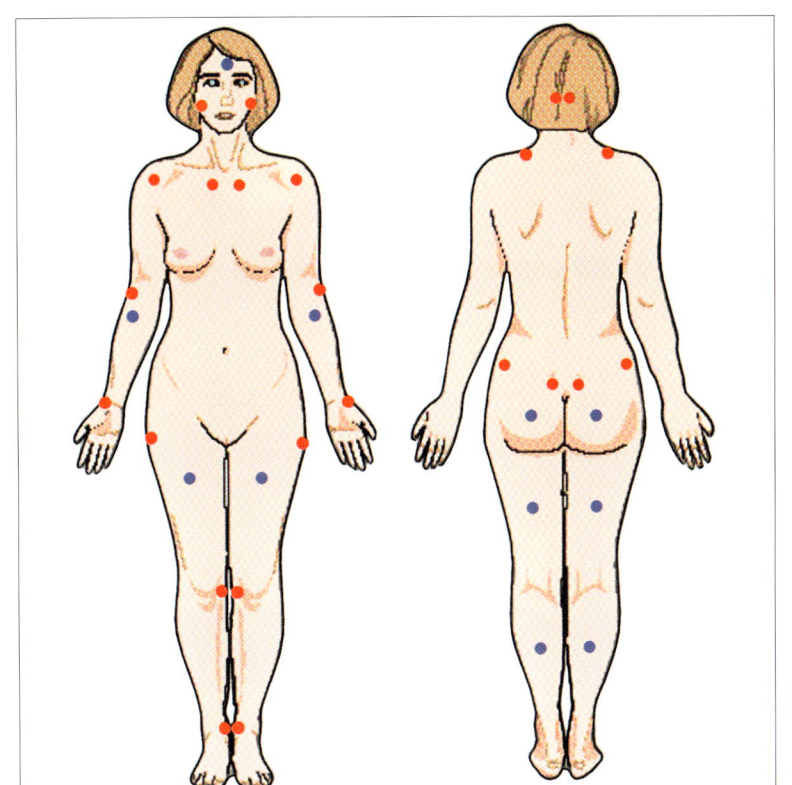

Wichtig für Ihre Selbstdiagnose: Vergleichen Sie Ihr Schmerzempfinden an den »tender points« (rot) mit dem an den Kontrollpunkten, die bei der Fibromyalgie nicht betroffen sind (blau).

Sicher ist sicher – die Differenzialdiagnose

Da eine Fibromyalgie mit vielen verschiedenen Symptomen auftritt, ist sie leicht mit anderen Krankheiten zu verwechseln. Daher ist nicht nur bei der Diagnose erhöhte Sorgfalt anzuwenden. Man muss auch sicherstellen, dass nicht eine andere Krankheit mit ähnlichen Symptomen vorliegt.

Differenzialdiagnose selbst gestellt

Sollten bei Ihnen ein oder mehrere der folgenden Symptome oder Befunde vorliegen, dann haben Sie höchstwahrscheinlich keine primäre Fibromyalgie. (In diesem Fall sollten Sie sich weiter untersuchen lassen, um zu einer korrekten Diagnose zu kommen.)
▶ Dauerhafte Entzündungszeichen im Blut
▶ Klare Veränderungen in Röntgenbildern, Computertomogramm, bei der Ultraschalluntersuchung usw.
▶ Lang anhaltendes Fieber (über 38 °C), sichtbare Rötungen der Haut, ausgeprägte Muskelschwäche, Lähmungen, Überwärmung um die Gelenke herum oder Schmerzen in (!) den Gelenken, Formveränderungen von Muskulatur oder Gelenken

In diesen Fällen könnte eine der folgenden Erkrankungen vorliegen. Eine Reihe von ihnen ist vor allem durch begleitende Entzündungen bzw. typische Laborveränderungen charakterisiert:
▶ Polymyalgia rheumatica
▶ Muskelentzündungen
▶ Erkrankungen des Bindegewebes: Sjögren-Syndrom, Lupus erythematodes, Polymyositis, Dermatomyositis u. Ä.
▶ Rheumatoide Arthritis (entzündliches Gelenkrheuma)
▶ Hormonelle Erkrankungen: Über- und Unterfunktion von Schilddrüse und Nebennieren oder Überfunktion der Nebenschilddrüsen
▶ Infektionen, z. B. mit Epstein-Barr-Virus, Hepatitisvirus oder Borrelien

Gehen Sie auf alle Fälle zu Ihrem Arzt, wenn Sie nicht sicher sind, ob Sie an Fibromyalgie erkrankt sind! Er kann mit Hilfe der Laboruntersuchungen überprüfen, ob sich Ihre organischen Werte verändert haben, und dadurch eine korrekte Differenzialdiagnose stellen.

Zusammenspiel von Seele und Körper

▶ Weltweit sind sich die führenden Forscher einig, dass die Fibromyalgie keine seelisch bedingte Erkrankung ist.

▶ Diese Tatsache ist sehr wichtig, da die meisten Fibromyalgiepatienten irgendwann in ihrer Krankheitsgeschichte zu hören bekommen, sie seien neurotisch oder bildeten sich ihre Beschwerden bloß ein. Für die Betroffenen ist dies in der Regel ein schwerer Schlag. Im günstigsten Fall fühlen sie sich nur unverstanden, im schlechtesten Fall zweifeln sie an ihrer seelischen Verfassung und fühlen sich sogar an der Erkrankung schuldig.

▶ Diese Auffassung ist sicherlich falsch! Falls Sie selbst an dieser Erkrankung leiden sollten, lassen Sie sich bitte nicht einreden, alles liege nur an Ihrer Psyche. Ihre

Krankheit ist schwer genug zu ertragen, und Sie müssen sich nicht noch zusätzlich mit Fehleinschätzungen belasten.

▶ Andererseits heißt dies nicht, dass seelische Faktoren bei der Krankheit keine Rolle spielen würden. Eine Erkrankung, die so tief in das Alltagsleben eingreift, hat natürlich auch Folgen für die Psyche. So wie die meisten chronischen Krankheiten löst auch die Fibromyalgie häufig Bedrücktheit, Trauer oder Depressionen aus. Dieses Stimmungstief wirkt sich wiederum verschlechternd auf die Fibromyalgie aus.

▶ Man hat es hier also mit einem äußerst komplexen Regelkreis zu tun, an dem die seelische Verfassung zwar beteiligt ist, jedoch keinesfalls die alleinige Ursache der Erkrankung darstellt.

Extreme Stimmungsschwankungen sind eine Begleiterscheinung der Fibromyalgie. Darum stellt sich der Patient zu Recht die Frage, ob er nicht doch an einer Form von Depression leidet. Auch wenn die Seele nicht die Ursache der Beschwerden ist, können verständnisvolle Gespräche durch den Hausarzt oder einen Psychotherapeuten bei der Schmerzbewältigung hilfreich sein.

Ein rheumatologisch versierter Arzt wird diese Krankheiten anhand der Laborwerte leicht diagnostizieren können.

Bevor eine Laboruntersuchung auf die richtige Spur führt, können einige der genannten Erkrankungen allerdings einer Fibromyalgie zum Verwechseln ähnlich sein. Man spricht dann von einer sekundären Fibromyalgie, d. h., die Fibromyalgie wird durch eine andere Erkrankung hervorgerufen, ist also nur deren Folge.

Nur ein Infekt …

Der Fibromyalgie ähnliche Zustände hat wohl jeder – in geringerem Ausmaß – schon bei sich selbst wahrgenommen: Während oder nach einem grippalen Infekt hat man gelegentlich das Gefühl, völlig zerschlagen zu sein, die Haut ist überempfindlich, buchstäblich alles tut einem weh. Hier lösen Viren diesen relativ harmlosen Zustand aus, der oft auch mit Gelenkbeschwerden einhergeht.

Larvierte Depression?

Da die Fibromyalgie meist mit ausgeprägten Stimmungsschwankungen einhergeht, taucht immer wieder die Frage auf, ob es sich bei der Erkrankung vielleicht um eine spezielle Art der Depression handelt, um eine sogenannte larvierte (verkleidete) Depression. Bei dieser Form

Larvierte Depressionen sind psychosomatische Krankheiten, bei denen der seelische Auslöser nicht oder nur sehr schwer zu erkennen ist. Oft hat sich die Depression so gut »getarnt«, dass die betroffenen Patienten jahrelang fehlbehandelt werden.

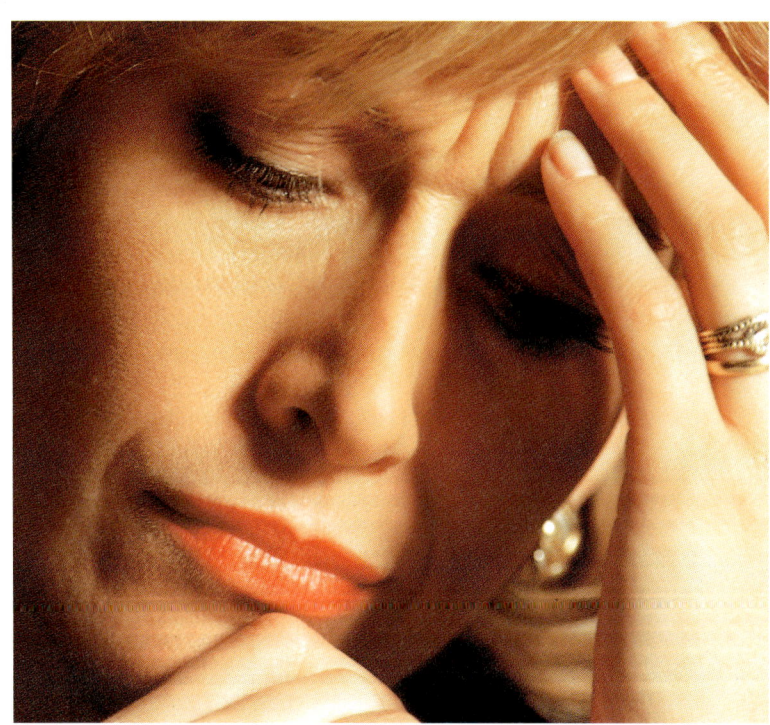

Ziehen Sie keine falschen Schlüsse, wenn Ihre Fibromyalgieerkrankung mit Depressionen einhergeht! Die Niedergeschlagenheit ist eine Folge, nicht die Ursache der anderen Symptome.

der Depression steht nicht die Verstimmung, die Niedergeschlagenheit im Vordergrund, sondern eine Vielfalt körperlicher Beschwerden: Kopf- und Bauchschmerzen, Mundtrockenheit, Herzbeschwerden und viele andere der Symptome, die Sie bereits als begleitende Beschwerden bei der Fibromyalgie kennen gelernt haben.

Hier ist eine Abgrenzung in der Tat schwierig. Besonders gilt dies bei Patienten, die bereits früher zu depressiven Stimmungslagen neigten und nun Zeichen einer Fibromyalgie zeigen.

»Tender points« als Unterscheidungsmerkmal

Auch wenn Ähnlichkeiten unübersehbar und Überschneidungen möglich sind, nimmt die Mehrzahl der Fachleute an, dass sich die Fibromyalgie von der larvierten Depression unterscheidet. Die körperlichen Beschwerden bei der Depression sind meist wechselnder, diffuser und schwerer eingrenzbar als bei der Fibromyalgie. Eindeutig ist aber: Bei der Depression fehlen die schmerzhaften »tender points«.

Muskelschäden durch Medikamente

Durch eine ganze Reihe von Medikamenten können akute Schädigungen der Muskulatur verursacht werden, die mit massiven Muskelschmerzen und -schwäche einhergehen. Vor wenigen Jahren wurde dies in größerem Umfang durch L-Tryptophan ausgelöst. Diese natürliche Aminosäure kommt im Körper jedes Menschen vor. In hoher Dosierung wurde sie als »natürliches« Schlaf- und Beruhigungsmittel, von dem man annahm, dass es keine Nebenwirkungen zeige, gern verschrieben.

Leider täuschte diese Annahme: Bei einigen Patienten kam es nach der Einnahme zu einem Muskelzerfall, der von einer Blutbildveränderung (Eosinophilie) begleitet war. Bei manchen Patienten war die Schädigung so groß, dass sie das Bett nicht mehr verlassen konnten. Die Ursache der Krankheit lag in einer Verunreinigung des Tryptophans bei der Produktion. Alle Betroffenen hatten Präparate eingenommen, deren Grundstoff in der gleichen japanischen Fabrik hergestellt worden waren. Heute sind neue, reine Präparate auf dem Markt.

»Zu Risiken oder Nebenwirkungen lesen Sie die Packungsbeilage, und fragen Sie Ihren Arzt oder Apotheker!«
Diesen bekannten Werbespruch sollten Sie wirklich ernst nehmen: Lesen Sie genau die Packungsbeilage der Medikamente, die Sie zurzeit nehmen. Kennen Sie eigentlich deren Nebenwirkungen? Könnten eventuell einige Beschwerden auf sie zurückzuführen sein?

Nicht unbedingt ein Grund zur Besorgnis

Falls Sie ein Präparat einnehmen, das in der Spalte links aufgeführt ist, brauchen Sie nicht zu befürchten, unweigerlich eine sekundäre Fibromyalgie zu bekommen. Dies geschieht glücklicherweise nur in sehr seltenen Fällen. Anders ist es jedoch, wenn Sie bereits unter den typischen Beschwerden einer Fibromyalgie leiden und gleichzeitig eines der erwähnten Medikamente einnehmen. Dann sollten Sie dieses unbedingt absetzen. Möglicherweise lösen sich daraufhin Ihre Beschwerden in kürzester Zeit auf. Selbstverständlich sollten Sie sich hierbei mit Ihrem Arzt absprechen, ob das Medikament gegebenenfalls durch ein anderes ersetzt werden sollte.

Als Auslöser für eine Muskelschädigung kommen u. a. folgende Medikamente infrage:
► Cholesterinsenker (Clofibrate, Lovastatin)
► Narkosemittel
► Harntreibende Medikamente (Bumetamid, Metolazon)
► Asthmamittel (Salbutamol)
► Gichtmittel (Allopurinol)
► Brechmittel (Emetin)
► Blutstillende Mittel (Epsilon-Aminocapronsäure)
► Rheumamittel (D-Penizillamin)
► Malariamittel (Chloroquin)

Schmerzen aus dem Muskelinnern

Besonders in den USA wird das myofasziale Schmerzsyndrom viel diskutiert. Auch bei dieser Krankheit treten heftige Schmerzen in der Muskulatur ohne wesentliche Veränderungen der Laborwerte auf. Allerdings haben diese ihren Ursprung in tastbar verhärteten Muskelbezirken (»trigger points«, siehe Seite 19) und strahlen von dort in andere Bezirke aus. Das Beschwerdebild kann ähnlich der Fibromyalgie zahlreiche weitere Symptome umfassen.

CFS – immer müde und zerschlagen

Ein weiteres verwandtes Krankheitsbild machte in den letzten Jahren Schlagzeilen: das chronische Erschöpfungssyndrom (chronic fatigue syndrome = CFS). Im Vordergrund dieser Erkrankung stehen massive Müdigkeit und Ermattung, die nicht durch eine besondere Belastung erklärbar sind und zu einer ganz erheblichen Einschränkung der gewohnten Beweglichkeit und Leistungsfähigkeit führen. Die Patienten fühlen sich unendlich erschöpft und finden selbst nach langem Schlaf keine Erholung. Depressive Verstimmungen sind die Regel. Daneben leiden sie meist unter Konzentrationsstörungen, Halsschmerzen (z. B. Schluckbeschwerden), Lymphknotenschwellungen im Hals- und Achselbereich, Kopfschmerzen, Gelenkbeschwerden und unter leicht erhöhter Temperatur. Vor allem die hochgradige Mattigkeit und die depressive Verstimmung der Patienten ließen manche Forscher vermuten, das CFS und die Fibromyalgie könnten unterschiedliche Formen einer einzigen dahinter liegenden, noch unbekannten Krankheit sein. Diese Diskussion ist noch nicht beendet.

Unterschiede und Gemeinsamkeiten

Im Gegensatz zur Fibromyalgie bildet sich das Krankheitsbild des CFS rasch aus. Es ist meist von leicht erhöhten Temperaturen (bis 38,6 °C), Lymphknotenschwellungen und Rachenentzündungen begleitet. Die Patienten klagen eher über Gelenk- als über Muskelschmerzen. Trotz dieser Unterschiede gibt es viele Gemeinsamkeiten. Vor allem die hochgradige Abgeschlagenheit und die vielen vegetativen Beschwerden machen es schwer, die beiden Krankheiten im Alltag auseinander zu halten. Ich persönlich habe den Eindruck gewonnen, dass Männer eher unter dem Bild eines CFS leiden.

> Die Ursache des chronischen Erschöpfungssyndroms ist unbekannt. Am wahrscheinlichsten ist eine komplexe Störung des Immunsystems. Man nimmt an, dass Viren (z. B. Epstein-Barr-Virus), Pilze (z. B. Candida albicans) oder die von Zecken übertragenen Borrelien bei der Entstehung eine Rolle spielen. Die Therapie ist symptomatisch und ähnelt der Behandlung einer Fibromyalgie.

Fibromyalgiediagnose auf einen Blick

▶ Die Fibromyalgie ist eine vergleichsweise häufige, nichtentzündliche, rheumatische Erkrankung, die mit diffusen Schmerzen und großer Abgeschlagenheit einhergeht.

▶ Besonders betroffen sind die Muskel-Sehnen-Übergänge an speziellen Punkten, den »tender points«. Daneben besteht meist eine Vielzahl von sogenannten vegetativen Beschwerden.

▶ Die Erkrankung, die vor allem Frauen betrifft, verläuft in der Regel chronisch über Jahre oder Jahrzehnte hinweg. Trotz der hohen Dauer gibt es keine Spätschäden, Besserungen sind häufig.

▶ Da alle gängigen Laboruntersuchungen unauffällig sind, stützt sich die Diagnose auf die typischen Schmerzen sowie die »tender points«, ggf. auch auf die begleitenden vegetativen Beschwerden und Stimmungsschwankungen.

▶ Die Erkrankung kann meist klar von anderen Krankheitsbildern abgegrenzt werden.

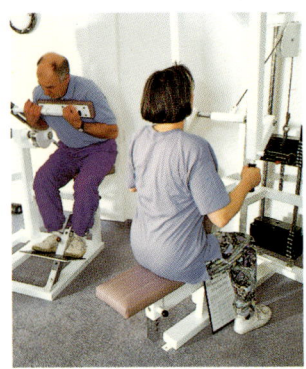

*Die beste Vorbeugung –
nicht nur gegen Fibromyalgie:
Bewegung.*

Die Ursachen der Fibromyalgie

Für eine Fibromyalgie gibt es genauso wenig eine konkrete Einzelursache, wie es ein einzelnes Symptom gibt, das die Diagnose der Krankheit zweifelsfrei erlauben würde. So vielfältig ihr Erscheinungsbild ist, so vielfältig können ihre Ursachen sein. Eine Fibromyalgie entsteht aus vielen Einzelfaktoren. Bei jedem Betroffenen wirken sie in unterschiedlicher Weise und mit unterschiedlichen Folgen zusammen. Das wesentliche Element der Krankheitsentstehung dürfte eine unglückliche Verkettung von fehlgesteuerten Regelkreisen sein.

Muskulaturprobleme

Bei der Fibromyalgie bereitet eine Vielzahl von Muskeln Beschwerden, doch, wie bereits beschrieben wurde, keineswegs die Gesamtheit der 424 Muskeln unseres Körpers. Es sind immer wieder nur einige bestimmte, die von der Erkrankung befallen werden. Eine entscheidende Frage lautet daher: Gibt es einen Unterschied zwischen diesen Muskeln und denen, die keine Probleme machen?

Schonung ist Überforderung

Als man begann, die von der Fibromyalgie betroffenen Muskeln nach ihrer Funktion zu untersuchen, stellte man überrascht fest, dass es sich überwiegend um die Muskulatur handelt, die den Körper aufrichtet.
Auf den ersten Blick erscheint es widersinnig, dass ausgerechnet die Muskulatur Schmerzen bereitet, die in unserer Zeit so wenig gefordert ist. Wir schonen doch unseren Bewegungsapparat in einmaliger Art und Weise. Oder ist es etwa so, dass nur diejenigen Frauen und Männer erkranken, die noch Schwerarbeit verrichten müssen? Ganz im

Wussten Sie, dass der Begriff »Muskeln« aus dem Lateinischen kommt und eigentlich »Mäuschen« bedeutet? Ein harmloser Name, wenn man bedenkt, dass die Organe, die aus Muskelgewebe bestehen, chemische Energie in mechanische umwandeln können!

Gegenteil: Es sind nicht in erster Linie körperlich hart arbeitende Menschen, die an der Fibromyalgie erkranken, es sind vorwiegend Büroangestellte, Beamte und Hausfrauen. Eine Schonung führt keineswegs zu einer Entlastung der Muskulatur. Das mangelnde Training bewirkt vielmehr eine viel zu geringe Ausbildung der stützenden Muskeln. So kommt es, dass für die tägliche Arbeit weniger Muskeln zur Verfügung stehen. Ein untrainierter Büroangestellter ist folglich bei einer vergleichbaren Tätigkeit höher belastet als ein durchtrainierter Sportler. Die überforderten Muskeln verhärten sich dann oder bereiten in anderer Weise Beschwerden.

Fehlhaltungen

Zu schwache Muskeln führen noch zu einer zweiten, fast unweigerlichen Konsequenz. Fehlt die richtige Muskulatur im Rücken- und Beckenbereich, so sacken wir in uns zusammen und zeigen eine schlechte Haltung: Der Rücken wird rund, das Becken kippt kraftlos nach hinten, die Schultern sacken nach vorn usw.
Gefördert wird dies alles noch durch sitzende Tätigkeit auf ungeeigneten Stühlen in falscher Position. Die Konsequenz heißt wiederum: Überforderung der falsch belasteten Muskulatur.

Belastendes Übergewicht

Es gibt noch einen zusätzlichen Faktor, der sich unheilvoll auf die Wirbelsäule auswirkt: das Übergewicht. Zu viel Speck, das pfeifen die Spatzen von den Dächern, ist nicht gesund. Doch für die Wirbelsäule hat Übergewicht noch eine ganz spezielle Bedeutung.
Wenn der Oberkörper bewegt wird, dann bildet die Wirbelsäule das Scharnier bzw. die Drehachse, um die herum diese Bewegung stattfindet. Diese Achse sitzt nun aber bedauerlicherweise nicht in der Mitte unseres Körpers, sondern weit am Rand, eben im Rücken, und diese Tatsache hat außergewöhnliche Konsequenzen. Unser eigenes Körpergewicht zieht uns nach vorn. Man kann sich das Ganze wie eine Balkenwaage oder Wippe vorstellen. Das Körpergewicht zieht am relativ

Das Aufrechtstehen des Menschen verursacht der Säule großen Wirbel! Um ihr zu helfen, greifen die Muskeln ein: Die Rückenmuskulatur und die Bauchmuskeln gleichen die auf die Wirbelsäule einwirkende Schwerkraft wieder aus.

In Problemen mit der Wirbelsäule äußert sich der Grundkonflikt unseres aufrechten Gangs! Vierbeiner kennen diese Schwierigkeiten nicht; bei ihnen ist das Körpergewicht wesentlich vorteilhafter verteilt.

langen Lastarm vor der Wirbelsäule und kippt ihn nach vorn. Auf der anderen Seite greift die Rückenmuskulatur an und versucht, den Oberkörper wieder aufzurichten.

Das Problem entsteht, weil die Einwirkung der Rückenmuskulatur mechanisch sehr ungünstig über einen kurzen Hebelarm erfolgt, während das Körpergewicht relativ weit vorn am langen Hebel ansetzt. Die Gesamtlast, die auf die Wirbelsäule einwirkt, setzt sich somit aus dem Körpergewicht und der Gegenkraft im Rücken zusammen. Am meisten belastet dies naturgemäß die Körperteile, die dem Drehpunkt am nächsten sind, und das sind die Bestandteile der Wirbelsäule, speziell die Bandscheiben.

Das Kräfteparallelogramm zeigt, wie belastend ein dicker Bauch ist: Der Bauch wirkt auf den längeren Hebel, so dass eine vergleichsweise hohe Muskelkraft nötig ist, um die Wirbelsäule stabil zu halten. Beide Kräfte addieren sich zu einer hohen Gesamtlast, die die Bandscheibe schädigen kann.

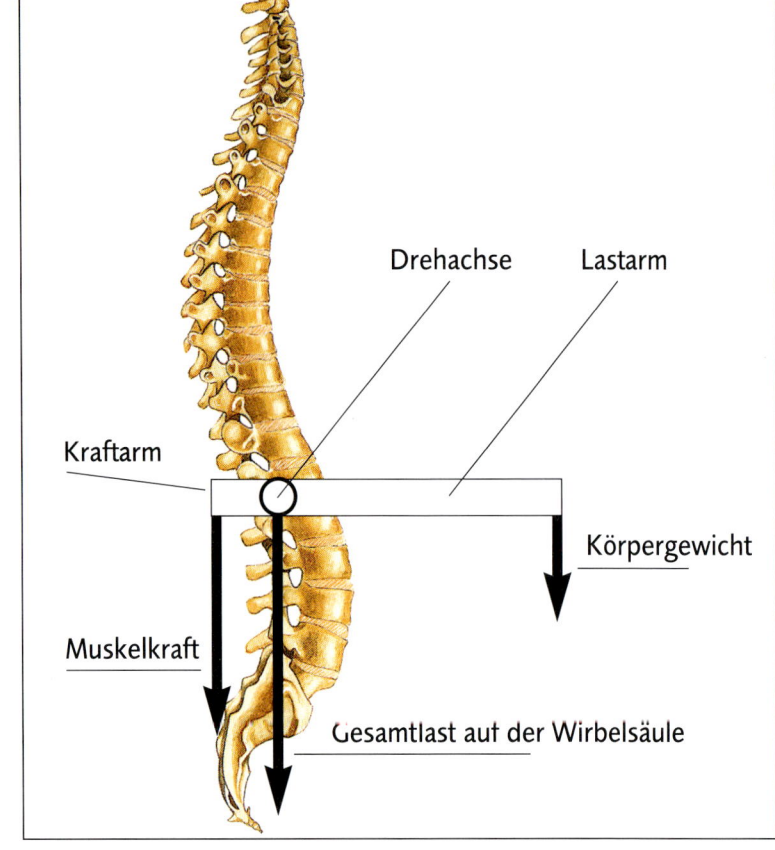

Hohlkreuz oder Muskelzuwachs

Wenn nun das Körpergewicht zunimmt, gibt es für den Organismus zwei Möglichkeiten, der höheren Kraft entgegenzuwirken.

▶ Die Rückenmuskulatur muss weit überproportional anwachsen, damit das Gewicht den Körper nicht nach vorn zieht. Damit nimmt aber gleichzeitig die auf die Bandscheiben wirkende Kraft drastisch zu.

▶ Die zweite Ausgleichsmöglichkeit ist eine Schwerpunktverlagerung nach hinten, was ein Hohlkreuz zur Folge hat. Normal ist dies bei Schwangeren, die am Ende der Schwangerschaft automatisch eine »stolze«, nach hinten geneigte Körperhaltung einnehmen müssen.

In beiden Fällen werden die Wirbelsäule und damit auch die Rückenmuskeln vermehrt in Anspruch genommen. Wenn Sie also ein paar Kilogramm zunehmen, dann belasten Sie damit Ihre Bandscheiben mit einem Vielfachen dieser Gewichtszunahme. Gleichen Sie die Mehrbelastung nicht durch eine kräftigere Rückenmuskulatur aus, so werden Sie automatisch ins Hohlkreuz gehen und damit auf Dauer eine Fehlhaltung ausbilden.

Dem fatalen Zusammenhang zwischen Übergewicht und Rückenproblemen kann man jedoch auch eine positive Seite abgewinnen: Jeder noch so geringe Gewichtsverlust wirkt sich außerordentlich günstig auf unseren Rücken aus.

Muskeln und Nerven – ein kompliziertes Zusammenspiel

Auf der Suche nach einer Erklärung für die vehementen Muskelschmerzen untersuchte man mit großem Aufwand die betroffenen Muskel-Sehnen-Übergänge von vielen Fibromyalgiepatienten. Es ist nahe liegend, dass man hier Veränderungen vermutete. Doch alle Bemühungen verliefen im Sande. Zum allgemeinen Erstaunen waren die entsprechenden Regionen kerngesund und ohne Zeichen einer Entzündung, Schwellung oder sonstigen Auffälligkeit.

Lediglich bei der mikroskopischen Untersuchung zeigten sich einzelne, kleinere Auffälligkeiten. Es bleibt jedoch unklar, ob dies nicht auf die Schonung der Muskeln zurückzuführen ist. Wenn nun aber die Muskeln in ihrer Struktur nicht geschädigt sind, wie kann dann ihre Funktion beeinträchtigt sein? Hier wurde man schließlich fündig!

Muskeln werden nicht von selbst tätig, sie werden durch Nerven gesteuert. Diese liefern die Informationen bzw. erteilen dem Muskel den

Befehl, sich zusammenzuziehen. Medizinisch werden sie als Alpha-Motoneurone bezeichnet. Diese »Kabel« entspringen dem Rückenmark und verlaufen bis zu den Muskeln. Diese wichtigen Nerven erhalten ihre Befehle aus dem Gehirn.

Um aber richtig zu funktionieren, muss über die geleistete Arbeit ständig Rückmeldung an das Gehirn erstattet werden. Eine Fülle von Informationen wird von einem ganzen Bündel von sensiblen Fasern geliefert, die der Muskulatur, den Sehnen, der Haut und den Gelenken entspringen. Diese Daten werden zur ersten großen Schaltstelle, dem Rückenmark, geleitet. Ein Teil dieser Informationen kann bereits dort verarbeitet werden, andere werden in höhere Zentren weitergeleitet: in den Hirnstamm, das Zwischenhirn oder das Kleinhirn. Nur ein kleiner Teil erreicht schließlich unser Bewusstsein.

Sinnvolle Arbeitsteilung

Natürlich stellt sich hier die Frage, weshalb eine so komplizierte Aufgabenteilung notwendig ist. Die Antwort ist einfach: Unser Bewusstsein soll sich auf wesentliche Fakten konzentrieren, alles, was automatisch, reflexhaft ablaufen kann, soll auch so ablaufen. Unwichtiges wird an die untergeordneten Zentren delegiert. Andernfalls sähe es vielleicht so aus, wenn Sie eine Seite des Ihnen gerade vorliegenden Buches umblättern wollen: »Augen nach rechts unten, rechte Hand um 20 Grad gegen den Uhrzeigersinn gedreht, linker Zeigefinger um 30 Grad nach oben und um zwei Zentimeter nach vorn, Absenken auf das oberste Blatt« usw. Auf diese Weise wäre Ihr Denken vollständig von einer hoch komplizierten Kette von Einzelbefehlen in Anspruch genommen. Zum Verständnis eines Textes – wie den, den Sie gerade lesen – hätte es keine freie Kapazität mehr. Die reflexhafte Verarbeitung solcher Selbstverständlichkeiten degradiert diese zu Nebensächlichkeiten und hält den Denkapparat für Wichtiges frei.

Bei den Fibromyalgiepatienten stieß man bei eingehenden Untersuchungen auf eine erhöhte Empfindlichkeit der sensiblen Fasern. Besonders Nerven, die Schmerz, Anspannung und andere Schädigungen übertragen, scheinen früher zu reagieren, als dies bei nicht betroffenen

»Das geht mir aber auf die Nerven!« oder »Schön die Nerven behalten!« In unserer Sprache drücken solche Redewendungen ganz klar die Beziehungen der Nerven in ihrer Funktion als Reiz-und Informationsübermittler zu unserem Allgemeinbefinden aus. Meistens werden diese Zusammenhänge gar nicht mehr bewusst wahrgenommen.

Menschen der Fall ist. Die Messfühler für die eigene Person (im medizinischen Fachjargon Nozizeptoren genannt) werden durch Hitze, Kälte, Druck oder Vibration erregt. Daneben reagieren sie auch auf verschiedene chemische Substanzen: Serotonin, Bradykinin, Kaliumionen, Prostaglandine, Interleukin-1, Substanz P und andere Stoffe. Hierbei handelt es sich vor allem um Wirkstoffe, die bei Entzündungen im Körper freigesetzt werden.

Schnelle Reaktion auf Schmerz

Werden diese sensiblen Nerven erregt, melden sie »Schmerz« oder »Schädigung« an das Zentralnervensystem. Ist die Schädigung groß, kommt es zu einem Fluchtreflex. Wer jemals eine heiße Herdplatte angefasst hat, kennt dies. Ohne jegliche Verzögerung, ohne dass irgendein Nachdenken nötig ist, zuckt die Hand sofort zurück. Die Steuerung findet bereits auf der Ebene des Rückenmarks statt. Sie funktioniert ohne bewusste Kontrolle und damit sehr schnell.

Wenn nun die sensiblen Nerven über längere Zeit hinweg Informationen über Schädigungen weitergeben, dann führt diese Tatsache zu einer erhöhten Anspannung und Verkürzung in der Muskulatur, die permanent in Alarmbereitschaft ist (man spricht von erhöhtem Muskeltonus). Fatalerweise erregt die erhöhte Anspannung die sensiblen Fasern in den Muskeln und den zugehörigen Sehnen, was wiederum zur Anspannung der Muskulatur führt – ein Teufelskreis! Schließlich führt eine solche Dauerspannung auch zu seelischen Veränderungen: Die ganze Aufmerksamkeit richtet sich immer stärker auf die Wahrnehmung des Schmerzes.

Erste Erkenntnisse

Wie diese Vorgänge im Detail ablaufen, ist ungeklärt. Man weiß jedoch: Bei Fibromyalgiepatienten gibt es eine Verminderung der Serotoninkonzentration und eine Vermehrung von Entzündungsstoffen (z. B. Substanz P) an den Nervenendigungen, was zu erhöhtem Muskeltonus führt. Das ist zumindest ein Baustein zur Erklärung der Fibromyalgie.

Eigentlich schützt Schmerz unser Leben; er signalisiert uns, dass mit unserem Körper etwas nicht in Ordnung ist. Er macht uns aufmerksam – wir können reagieren. Darum leiden Fibromyalgiepatienten besonders: Durch die andauernden Schmerzen sind sie schon so empfindlich, dass die Muskeln sich unter dieser Dauerbelastung verkrampfen und nun noch mehr schmerzen.

Nervenreize und Verspannungen

▶ Sensible Fasern der Haut und von inneren Organen führen gleichfalls bis ins Rückenmark. Die Daten aus diesen Nerven werden in den gleichen Zentren verarbeitet wie die Informationen aus der Muskulatur selbst.

▶ Dies hat Folgen: Auch Störungen der Haut oder der inneren Organe können so den Spannungszustand der Muskeln beeinflussen.

▶ Ein leicht nachvollziehbares Beispiel: Ein ständiger kalter Luftzug auf den Nacken kann zu einer höchst unangenehmen Muskelverspannung führen. In ähnlicher Weise können chronische Bauchschmerzen zu Rückenbeschwerden führen.

▶ Dieser Zusammenhang lässt sich allerdings auch therapeutisch nutzen: Eine Wärmflasche oder Rotlicht wirkt deshalb so wohl tuend, weil die Nerven der Haut nun einen beruhigenden und entspannenden Impuls an die Nerven der Muskulatur weitergeben. Die verspannte Muskelgruppe selbst muss also nicht erwärmt werden – was bei großen Muskeln auch nur schwer möglich wäre.

Es gibt Menschen, die sogar das vegetative Nervensystem beeinflussen können. Man denke z. B. an chinesische Mönche, die durch bestimmte Meditationspraktiken ihre Körperfunktionen auf ein Minimum senken können. Für uns ist so etwas schier unmöglich! Alle lebenswichtigen Prozesse geschehen ohne die Befehle unseres Bewusstseins.

Unwillkürliche Muskulatur

Neben den bereits erwähnten Nerven gibt es noch das sogenannte vegetative Nervensystem, das seitlich entlang der Wirbelsäule verläuft. Dieses Nervensystem steuert die Körperfunktionen, die unabhängig von unserem Willen ablaufen: also Atmung, Verdauung, Blutkreislauf etc. Man unterscheidet hierbei zwischen dem erregenden Sympathikus, der die entsprechenden Funktionen beschleunigt, und dem Parasympathikus, der sie beruhigt. Es gibt auch Querverbindungen zwischen dem vegetativen System und den anderen Muskeln des Körpers. Bei Fibromyalgiepatienten beobachtete man nun eine erhöhte Ruheaktivität des Sympathikus. Diese Tatsache hat vielfältige Auswirkungen und erklärt wahrscheinlich eine Reihe von Symptomen. U. a. trägt sie auch zur erhöhten Muskelanspannung bei – mit all den Folgen, wie sie oben beschrieben wurden.

Durchblutungsstörungen

Neben einer richtigen Steuerung durch die Nerven benötigt die Muskulatur vor allem beständig Energie. Diese erhalten die Muskeln über das Blut. Zumindest auf den ersten Blick gibt es Anhaltspunkte für die Annahme, dass sich die typischen Muskelschmerzen mit einer Störung der Durchblutung erklären lassen. Fibromyalgiepatienten klagen häufig über kalte Hände und Füße – was ja ein Anzeichen für mangelnde Durchblutung ist.

Noch eindrucksvoller ist das sogenannte Raynaud-Phänomen: Finger oder Zehen werden plötzlich (z. B. bei Kälte oder Aufregung) eiskalt und schneeweiß. Die Durchblutung ist in diesen Fällen vollständig zum Erliegen gekommen – vermutlich wegen eines Gefäßkrampfes. Dieses Beschwerdebild haben nicht alle Erkrankten, im Rahmen der Fibromyalgie tritt es aber deutlich häufiger auf als bei Personen, die nicht an dieser Krankheit leiden.

Die kleinsten Adern sind betroffen

Um hier größere Klarheit zu gewinnen, wurden verschiedene Untersuchungen durchgeführt. Dabei ergaben sich deutliche Hinweise auf eine Störung der Sauerstoffversorgung der betroffenen Muskulatur. Diese Störung liegt allerdings nicht bei den großen Gefäßen, wie man es von der Arteriosklerose (Gefäßverkalkung) her kennt. Beeinträchtigt sind die ganz kleinen Gefäße: die Arteriolen (kleinste Schlagadern) und die Kapillaren (Haargefäße).

Die Durchblutung der kleinsten Gefäße, der Kapillaren, ist bei allen Warmblütern eine komplizierte Angelegenheit. Das größte Problem liegt darin, dass der Durchmesser der roten Blutkörperchen für die Kapillaren eigentlich ein wenig zu groß ist; sie müssen sich deshalb durch die Haargefäße förmlich hindurchquetschen. Der Grund für diese Merkwürdigkeit liegt in unserer Entwicklungsgeschichte: In früheren Zeiten waren unsere Kapillaren weitaus dicker, und die roten Blutkörperchen fanden bequem darin Platz. Im Lauf der Jahrmillionen stellte sich jedoch heraus, dass dünne Kapillaren einen überragenden

Wenn die Zehen abgestorben sind: Ziehen Sie Schuhe und Socken aus, und massieren Sie die betroffenen Stellen. Durch die mechanische Reibung wird die Durchblutung wieder angeregt.

Kapillaren sind Röhrchen mit einem sehr kleinen Innendurchmesser. Sie dienen im menschlichen Körper den Organen zum Gas- und Sauerstoffaustausch, das bedeutet, sie geben Nährstoffe ab und nehmen Stoffwechselendprodukte auf.

Kapillargefäße unter dem Mikroskop. Ohne sie wäre die Versorgung von Muskeln und Organen mit Sauerstoff nicht gewährleistet.

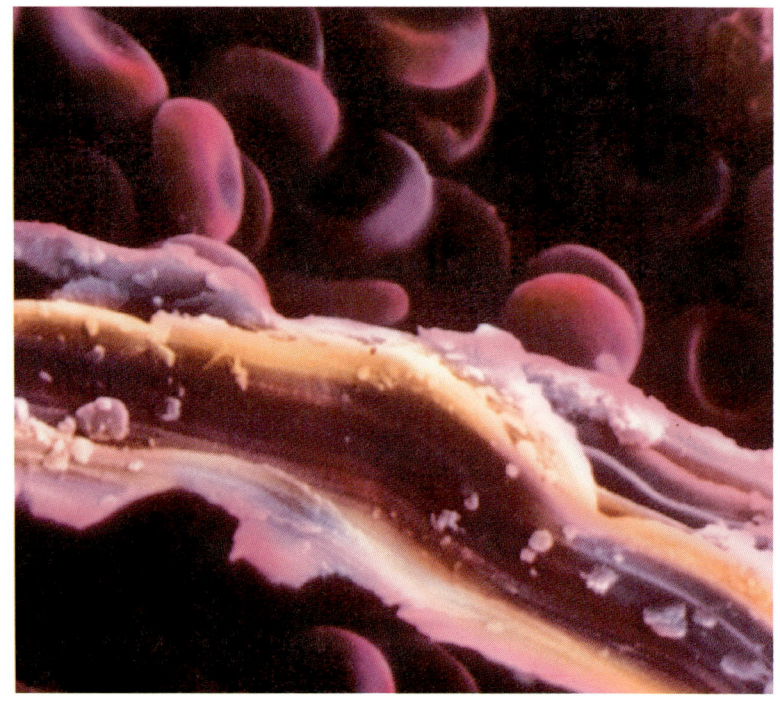

Die Kapillaren sind sehr kleine Blutgefäße mit einer unglaublichen Gesamtlänge: Bei einem mittelgroßen Menschen beträgt sie etwa 100 000 Kilometer und ihre Oberfläche 6 000 bis 7 000 Quadratmeter! Die Geschwindigkeit des Kapillarstroms ist sehr gering; dadurch wird der Stoffaustausch des Blutes gefördert.

Vorteil aufweisen: Sie haben eine relativ große Oberfläche und ermöglichen so einen besseren Austausch von Sauerstoff und Kohlendioxid. Der Natur war es jedoch nicht möglich, die roten Blutkörperchen im gleichen Maßstab zu verkleinern, wie sie das mit den Blutgefäßen tat. Alle »Hochleistungsorganismen«, also auch wir Menschen, haben heute diese Form der engen Kapillaren. Die alten, breiten Haargefäße gibt es nur noch bei den langsameren Kaltblütern.

Der Preis der Beweglichkeit

Diese neue Art der Durchblutung, die zu schnellen, kraftvollen Reaktionen befähigte, wurde jedoch mit einem offensichtlichen Nachteil erkauft: Die Kapillaren neigen zu Verstopfung; je kleiner sie sind, desto mehr. Um dies zu verhindern, wurden verschiedene Ausgleichsmechanismen entwickelt. Beispielsweise stoßen sich die roten Blutkörperchen aufgrund ihrer gleichen elektrischen Ladung gegenseitig ab. Dieser Effekt verhindert, dass sich die Blutkörperchen zu nahe kommen, und sorgt damit für eine gewisse Bewegung in den Kapillaren. So sinnvoll diese Einrichtung auch ist, ganz einwandfrei funktioniert sie auch nicht immer. Bei verschiedenen Störungen kommt es zu einer Entladung und damit zum »Stau« in den Kapillaren. Die größeren vorgeschalteten Gefäße versuchen häufig, die Minderdurchblutung durch eine Weiterstellung auszugleichen. So entsteht eine Mischform aus vermehrter und verminderter Durchblutung.

Die körpereigene Müllabfuhr versagt

In der Summe fließt das Blut nun schlechter und transportiert weniger Nährstoffe und Sauerstoff zur Muskulatur. Ebenso ist der Abtransport der Schlackenstoffe gestört, die in den Muskeln zurückbleiben.
Einer dieser Abfallstoffe ist die Milchsäure. Früher machte man sie in der Hauptsache für den Muskelkater verantwortlich. Heute sieht man ihre Rolle komplexer – auch im Hinblick auf die Fibromyalgie. Selbst wenn beim Muskelkater wohl noch andere Faktoren dazukommen – eine Störung der Mikrozirkulation ist auf alle Fälle eine Fehlfunktion und könnte eine Erklärung für die Muskelschmerzen sein.

Hilfe durch Durchblutungsförderung?

Durchblutungsstörungen können jedoch auch in anderen Organen auftreten. So wurde eine Einschränkung der Hirndurchblutung bei der Fibromyalgie gefunden. Es ist denkbar, dass die hochgradige Abgeschlagenheit und Mattigkeit teilweise darauf zurückzuführen sind. Auch die Migräne, die man häufig bei der Fibromyalgie findet, ist durch eine Störung der Hirndurchblutung (mit-)bedingt.
Welche Bedeutung die Mikrozirkulationsstörung bei der Fibromyalgie insgesamt hat, ist noch nicht im Detail geklärt. Sie dürfte aber ein wesentliches Element des Krankheitsgeschehens sein, denn man macht immer öfter die Erfahrung, dass alle Maßnahmen zur Förderung der Durchblutung einen positiven Einfluss auf das Krankheitsbild haben.

Nach neueren Erkenntnissen macht man Ansammlungen von mikroskopisch kleinen Muskelrissen zusätzlich zu Milchsäureablagerungen für den Muskelkater verantwortlich. Eine endgültige Abklärung der Ursachen steht allerdings noch aus.

Magen-Darm-Störungen

Ein Organsystem ist bei den geplagten Kranken regelmäßig betroffen: der Magen-Darm-Trakt. Es gibt kaum einen Fibromyalgiepatienten, der bezüglich seines Bauches völlig beschwerdefrei wäre. Nahezu alle denkbaren Beschwerden des Verdauungstrakts werden von den Patienten genannt. In der Hauptsache sind dies:

Nicht nur falsche Ess- und Ernährungsgewohnheiten führen zu Magen-Darm-Störungen, sondern auch die äußeren Einflüsse, denen wir im alltäglichen Leben ausgesetzt sind: Ärger in Beruf und Familie, Stress und zu wenig Entspannung setzen unserem Magen ganz schön zu.

▶ Aufstoßen und Völlegefühl
▶ Sodbrennen, Magenbrennen
▶ Darmgeräusche, Rumpeln, Rumoren, Anschwellen des Unterleibs
▶ Blähungen, Bauchkrämpfe
▶ Durchfall, Verstopfung
▶ Juckreiz am After

Wie kommt es dazu? Ist dies Zufall, oder sind es Folgeerscheinungen einer bisher noch unbekannten gemeinsamen Ursache der Erkrankung? Neben einer Fehlsteuerung des vegetativen Nervensystems könnte auch der Sertoninstoffwechsel eine gewichtige Rolle spielen. Serotonin wird nämlich aus einer Aminosäure (Tryptophan) gebildet, die aus dem Darm aufgenommen wird. Diese Aufnahme ist vermutlich bei der Fibromyalgie gestört, wodurch nicht ausreichend Serotonin gebildet werden kann. Dies wiederum bewirkt Störungen der Darmregulation: ein Teufelskreis!

Wie die Verdauung funktioniert

Um zu verstehen, warum dieses Organsystem derart leicht in Mitleidenschaft gezogen wird, muss man sich das Funktionieren des Verdauungsapparats vor Augen führen.

▶ Mit den Zähnen wird die Nahrung in höchstens zentimetergroße Bröckchen zerlegt, die Verdauung beginnt. Der mit Speichel durchsetzte Brei rutscht daraufhin in den Magen.

▶ Hier, an der zweiten Station der Verdauung, werden der Nahrung hoch konzentrierte Salzsäure sowie eiweißspaltende Enzyme zugesetzt. Dies ist der aggressivste Teil der Nahrungsaufbereitung. Unter langsamem Kneten lösen sich die Nahrungsteile in der extrem sauren Lösung in millimetergroße Partikel auf. Nach einer halben Stunde ist ein Zwieback verdaut, bei einem Rollmops kann es bis zu zehn Stunden dauern.

▶ Ist der Magen mit seiner Arbeit fertig, wird die Nahrung in kleinen Portionen in den Zwölffingerdarm weitertransportiert und dort mit weiteren Verdauungssäften aus Gallenblase und Bauchspeicheldrüse versetzt.

▶ Im folgenden Darmabschnitt, dem Leerdarm (Jejunum), folgt nun die Zerlegung der Nahrung in winzige, beinahe nur noch molekülgroße Teilchen, die dann von der Dünndarmschleimhaut resorbiert werden. Erst hier also nimmt der Körper Nahrungsbestandteile auch im biochemischen Sinn auf. Hierbei leistet die Schleimhaut ganz Außergewöhnliches: Sie ist in viele Falten gelegt, auf denen sich feine Zotten befinden, die wiederum von äußerst feinen Härchen, dem Bürstenrand, umsäumt werden. Der Sinn dieser Konstruktion besteht in einer extremen Oberflächenvergrößerung.

Die Innenfläche des menschlichen Darms beträgt mindestens 100 Quadratmeter, vielleicht auch ein Mehrfaches davon – genau lässt sich das mit unseren heutigen Mitteln nicht messen.

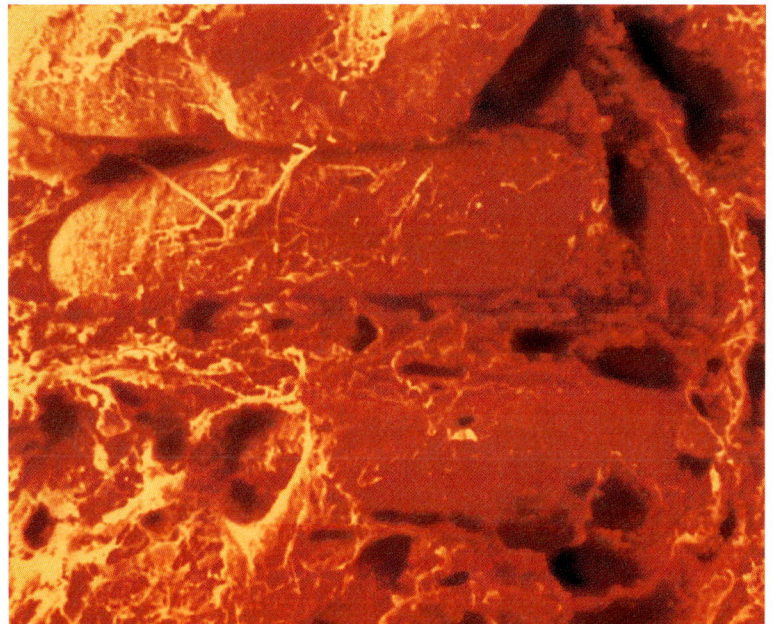

Die Darminnenseite unter dem Mikroskop. Deutlich sind die zylinderförmigen Darmzotten zu erkennen, die – zur Aufnahme von Nährstoffen aus der Nahrung – die Oberfläche vergrößern.

Die Nahrungsbestandteile werden hier zu 95 Prozent in die Blut- und Lymphbahnen aufgenommen, die sich unmittelbar unterhalb der Schleimhaut befinden. Übrig bleiben Wasser und unverdauliche Fasern, die über den nachfolgenden Krummdarm (Ileum) in den Dickdarm gelangen. Dort werden die Fasern von reichlich vorhandenen Bakterien verdaut, und das restliche Wasser wird aufgenommen.

Zu viel Säure – zu viel Schleim

Bei den meisten Fibromyalgiepatienten lassen sich typische Abweichungen von dieser Prozedur feststellen. Die Störungen beginnen in der Regel im Magen. Bei der körperlichen Untersuchung klagen die Betroffenen über einen deutlichen Druckschmerz dieses Organs. Dahinter steht eine Reizung der Schleimhaut. Da eine entzündete Schleimhaut von der eigenen Säure angegriffen wird, produziert der Magen nun reichlich verdünnenden Schleim. So günstig dieser Mechanismus für die Schleimhaut ist, so schlecht ist er für die Verdauung. Die Nahrung kann von der verdünnten Säure nicht vollständig verdaut werden, bleibt deshalb länger im Magen zurück und kann dort in Gärung übergehen. Die Folgen sind Völlegefühl und Aufstoßen.

Gärung durch mangelhafte Verdauung

Die Störungen beschränken sich nicht nur auf den Magen. Ist dieser in seiner Verdauungsleistung derart herabgesetzt, entleert er zu große Nahrungsteile in den Dünndarm. Das reguläre Verdauungsziel – die Aufspaltung in Partikel von weniger als einem Millimeter Durchmesser – wird nicht erreicht. Die groben Teile können vom oberen Dünndarm nicht ausreichend aufgeschlossen werden und rutschen daher durch ihn hindurch, bis sie in den Krumm- oder Dickdarm gelangen – ohne sich in ihrer Größe nennenswert zu verändern.

Wenn es also nach dem Essen im Bauch rumpelt und rumort, dann rutscht die grobe Nahrung zu schnell durch Ihren Dünndarm hindurch. Diese Tatsache begünstigt das Wachstum der Darmbakterien in den unteren Darmabschnitten.

Gründliches Kauen ist äußerst wichtig! Das Zerkauen der Speisen ist der erste Schritt in der komplexen Verdauungskette. Je kleiner die Nahrung zerteilt wird, desto hilfreicher ist das für die weiterführende Arbeit des Magens. Eine alte Regel besagt, dass jeder Bissen mindestens 32-mal gekaut werden sollte!

Gasbildung im Darm – Bakterien am Werk

▶ Die Darmbakterien, im Normalfall durchaus hilfreiche Bewohner des menschlichen Darms, müssen sich üblicherweise von schwer verdaulichen Fasern ernähren, und ihr Wachstum wird so durch den Nahrungsmangel begrenzt.

▶ Gelangt nun wertvolle, kalorienhaltige Nahrung bis hierher, wird den Bakterien ein Festmahl aufgetischt. Sie reagieren mit ungehemmter Vermehrung – ihre Anzahl verdoppelt sich alle 20 Minuten. Innerhalb kürzester Zeit entwickelt sich so in Dünn- und Dickdarm ein dichter Bakterienrasen.

▶ Hierdurch entsteht eine örtliche Reizung im unteren Darmabschnitt. Gleichzeitig erzeugen die Bakterien große Gasmengen: 20, 30 oder mehr Liter Gas entstehen im Lauf eines Tages im Darm und lassen ihn unangenehm prall anschwellen.

▶ In solchen Fällen ist der Bauch am Morgen noch flach. Im Lauf des Tages setzt dann die Gärung ein und erreicht meist gegen Abend ihr eigentliches Maximum.

▶ Wird keine neue Nahrung aufgenommen, lässt das Bakterienwachstum im Lauf der Nacht wieder nach. Die Gase werden vom Blut aufgenommen, über die Lunge abgeatmet, und bis zum Morgen ist der angeschwollene Bauch wieder verschwunden. Allerdings stellt sich meist ein unangenehmer Geschmack im Mund (Mundgeruch) ein, der sich durch die ausgeatmeten Darmgase erklären lässt.

Bakterien sind nicht nur Krankheitserreger; zu diesen werden sie erst, wenn sich ihre Anzahl unverhältnismäßig vermehrt. Menschen, Tiere und Pflanzen brauchen sie als lebensnotwendige Symbionten: Man denke nur an die Darmbakterien, die wertvolle Verdauungshilfe leisten.

Gestörte Darmfunktion

Die Gärung speziell im Dickdarm hat noch andere Konsequenzen. Dieser letzte Darmabschnitt ist nicht in der Lage, die Gase aufzunehmen. Sie stauen sich dort und dehnen ihn. Ist die Dehnung des Darms sehr ausgeprägt, werden dessen Muskelfasern in einen ungünstigen Funktionszustand gebracht – sie können ihre Aufgabe nicht mehr erfüllen, Verstopfung ist die Folge. Verursachen die Darmbakterien dagegen eine Entzündung, kommt es meist zu Durchfall.

Symptome wie beim Herzinfarkt

In der Regel sammelt sich die unerwünschte Luft an den höchsten Stellen. Dies ist rechts unterhalb der Leber bzw. Gallenblase und links unterhalb des Herzens. Da auf der linken Seite etwas mehr Platz vorhanden ist, können sich dort gewaltige Luftmengen konzentrieren und mächtig nach oben drücken. Das Zwerchfell wird angehoben und mit ihm das Herz.

Als Folge stellen sich Atemnot und Herzdrücken bzw. Herzrasen ein. Dieses sogenannte Roemheld-Syndrom ist an sich nicht besonders gefährlich, kann aber so unangenehme Beschwerden bereiten, dass Patienten mit Verdacht auf einen Herzinfarkt in eine Klinik eingeliefert werden.

Der empfindliche Magen

Unser Verdauungstrakt ist ein höchst kompliziertes Organsystem, das entsprechend störanfällig ist. Besonders eindrücklich kann man das beim Magen erkennen, der das Wunder vollbringt, Fleisch, aus dem er ja selbst auch besteht, komplett aufzulösen, ohne sich selbst dabei anzugreifen. Ihn kann vieles in seiner Funktion beeinträchtigen. Bakterien wie Helicobacter pylori, Pilze oder Viren sind in der Lage, ihn zu attackieren, und unzählige Medikamente bewirken eine Schädigung der Magenschleimhaut. Besonders die häufig bei der Fibromyalgie eingesetzten Schmerz- und Rheumamittel können zu schweren Schleimhautentzündungen und zu Geschwüren führen. Auch seelische Belastungen, besonders das Gefühl mangelnder Geborgenheit und Stress, bereiten dem Magen Kummer.

Ungesunde Ernährung – Hauptfeind der Verdauung

Die häufigste Schädigung liegt jedoch in einem ganz anderen Bereich. Es ist unsere Art der Lebensführung, konkret: Unsere Ess- und Trinkgewohnheiten fallen dem Magen schwer zur Last. Unser Verdauungstrakt ist einfach nicht für Hamburger, Sachertorte oder Colagetränke

Die vielen Zivilisationskrankheiten, an denen unsere Gesellschaft leidet, sind in erster Linie Folge unserer »zivilen« Lebensweise. Im Gegensatz zu unseren »wilden Vorfahren« bewegen wir uns zu wenig, essen dafür mehr, und vor allen Dingen essen wir das Falsche: zu viel Fett, zu viel Zucker, zu viel Alkohol! Unser Körper »dankt« es uns u. a. mit Übergewicht, Bluthochdruck, Diabetes, mit Darm- und Lungenkrebs.

Was unser Körper eigentlich braucht

▶ Menschen existieren seit gut zwei Millionen Jahren auf der Erde. Während mehr als 99,9 Prozent dieser Zeit – nämlich bis ins 18. und 19. Jahrhundert hinein – blieb die Art unserer Nahrung weitgehend konstant: Sie bestand aus dem, was in der Natur verfügbar war, einer extrem groben, faserreichen, kalorienarmen, vorwiegend vegetarischen Kost.

▶ An diese Art der Nahrung ist unser Verdauungstrakt angepasst – damals wie heute. Aus diesem Grund sind unsere Zähne härter als Stahl, können die Kaumuskeln mehrere hundert Kilogramm Kraft entfalten und produziert der Magen hoch konzentrierte Salzsäure.

▶ Im Lauf der äußerst kurzen Zeitspanne der letzten rund 100 Jahre hat sich bezüglich der Ernährung jedoch ein Wandel ergeben, der so drastisch ist, dass dafür die Bezeichnung »revolutionär« noch untertrieben ist: Die ursprüngliche Kost wurde hochkalorisch, fettreich, faserarm, reich an tierischen Nahrungsmitteln und extrem süß.

▶ Ein Beispiel: Im Mittelalter lag der jährliche Zuckerkonsum bei etwa einem Stück Würfelzucker pro Person. Dieser Wert hat sich bis heute auf fast 40 Kilogramm gesteigert! Jeder Deutsche isst damit rund 130 Gramm Zucker pro Tag und führt dem Körper allein dadurch rund 500 Kilokalorien Energie zu.

Versetzen Sie sich einmal in die Lage Ihres Körpers! Was muss er Tag für Tag alles bewältigen? Denken Sie nach über Ihre Ernährung, über die physische und psychische Belastung und Ihre Bewegungsgewohnheiten – da könnte man doch sicherlich einiges verbessern, oder?

geschaffen. Der Verdauungstrakt reagiert auf solch ungewohnte Kost ausgesprochen gereizt. Er entzündet sich und bereitet Beschwerden: Aufstoßen, Völlegefühl, Sodbrennen, Rumpeln im Bauch, Blähungen, Durchfall, Verstopfung sind die Folgen. Diese Symptome sind heute nicht die Ausnahme, sondern die Regel. Die Mehrheit der Bevölkerung in den industrialisierten Ländern leidet am eigenen Bauch.

Die Magen-Darm-Probleme, unter denen Fibromyalgiepatienten leiden, sind nicht typisch für diese Erkrankung. Es sind Veränderungen, die man bei vielen Menschen in unseren Breiten findet. Bei der Fibromyalgie sind die Beschwerden jedoch besonders ausgeprägt, und das hat mehrere Gründe. So können die bereits erwähnten vegetativen Fehlsteuerungen des Nervensystems und der Mangel an Serotonin zu funktionellen Störungen der Verdauung führen.

Essen aus Frust?

Auch die andauernden Schmerzen sowie die depressive Stimmungslage beeinträchtigen dieses Organ. Dabei scheint besonders ein Zusammenhang wichtig zu sein: Menschen, die unter einem hohen seelischen Druck stehen, die Schmerzen haben und auf vieles verzichten müssen, neigen dazu, im Essen und Trinken einen Ausgleich zu suchen. »Wenn es mir so schlecht geht, möchte ich wenigstens etwas Gutes essen«, lautet eine durchaus verständliche Reaktion.

Gut bedeutet in diesem Fall nicht das Essen von Salat und Vollkornbrot – süße, fette und kalorienreiche Speisen bieten größeren Lustgewinn. Die Vorliebe für süße Verführer kommt nicht von ungefähr. Schokolade und ähnlich Kalorienhaltiges beeinflussen im Gehirn die Neurotransmitter (auch das Serotonin) und erzeugen dadurch kurzfristig Wohlbehagen. Doch die Freude ist nur von kurzer Dauer. Und so kommt zu den ursprünglichen Schmerzen langfristig noch eine zusätzliche Belastung des Verdauungsorgans hinzu.

> Wer nimmt sich heutzutage noch genügend Zeit zum Essen? Alles muss schnell gehen, nicht nur die Zubereitung, sondern auch der Verzehr. Fastfood heißt die Lieblingsmahlzeit der Zeitlosen und ist das Schreckensgespenst für Magen und Psyche.

Pilze im Magen-Darm-Trakt

Die Besiedelung des Verdauungstraktes mit Hefepilzen, insbesondere die mit krank machenden Candidaarten (z. B. Candida albicans), ist eine spezielle, heutzutage aber leider alles andere als seltene Störung. Solche Pilze haben sich in den letzten Jahrzehnten rasant ausgebreitet und finden sich heute bei der Mehrheit der Bevölkerung auf den Schleimhäuten.

Als Ursache muss in erster Linie die Veränderung unserer Ernährung genannt werden, besonders der hohe Zuckerkonsum. Pilze lieben Süßes! Das kennt man von der Backhefe: Ohne Zucker gelingt kein Hefeteig. Ein zweiter Grund liegt in der modernen Medizin. Durch die häufige – und oft überflüssige – Einnahme von Antibiotika werden die natürlichen Gegenspieler der Pilze, die Bakterien, im Darm geschädigt, und dann haben die Pilze freie Bahn.

Sind Pilze nur in geringen Mengen im Darm vertreten, richten sie dort keinen Schaden an. Das kann sich jedoch ändern, wenn sie sich massenhaft vermehren, wie das bei falscher Ernährung oder bei einer Beeinträchtigung des Immunsystems vorkommen kann. Dann rufen sie eine massive Gasbildung hervor und verursachen oft Juckreiz im Afterbereich.

In gewissem Umfang produzieren sie auch Giftstoffe (z. B. Fuselalkohole), worüber die Leber nicht gerade erfreut ist. Darüber hinaus lösen diese Candidahefen bei entsprechend veranlagten Menschen auch gern Allergien aus.

Bei Fibromyalgiepatienten befinden sich in aller Regel reichlich Candidahefen im Verdauungstrakt. Dies ist sicherlich nicht die wichtigste Ursache der Erkrankung, es kann jedoch einer der vielen Faktoren sein, die insgesamt zu einer Fibromyalgie führen. Um die Pilze als Ursache auszuschließen, weiß man über ihre Wirkungen noch viel zu wenig.

Ödeme

Die meisten Fibromyalgiepatienten leiden an einer Vielzahl von Schwellungen und Wasseransammlungen (Ödeme). Die am häufigsten auftretenden Symptome sind:

▶ Geschwollene oder gerötete Augen oder Tränensäcke nach dem morgendlichen Aufstehen
▶ Überempfindliche Nervenaustrittspunkte, besonders im Nacken
▶ Nachts verschlossene Nase, was in der Regel zum Schnarchen führt
▶ Geschwollene Finger, die Ringe schneiden ein
▶ Geschwollene Füße, die Socken zeichnen sich abends ab
▶ Allgemeines Spannungsgefühl, die Haut ist »zu eng«
▶ Bei Frauen: Schmerzen und Spannungsgefühle in Brust und Unterleib, besonders vor der Periode

Zum Thema »Pilzerkrankungen« sind im Südwest Verlag die folgenden Bücher erschienen: Gaby Guzek und Elisabeth Lange: »Pilze im Körper – krank ohne Grund?« und Elisabeth Lange: »Heildiät gegen Pilze im Körper«.

In der Literatur zur Fibromyalgie findet sich oft der Hinweis, die Patienten würden unter »Schwellungsgefühlen« leiden. Das ist nicht ganz korrekt. In der Regel sind die Ödeme gut sichtbar.

Die Schwellungen betreffen immer die zarten Gewebeteile des Körpers, besonders Augen, Tränensäcke, Nasenschleimhaut, Wangen, Finger und Füße. Bei Frauen kommen meist noch vor der Periode Schmerzen im Bereich der Brust und des Unterleibs hinzu.

Ursache unbekannt

Bisher gibt es keine überzeugende wissenschaftliche Erklärung für dieses Phänomen. Eine Hypothese geht von einer Störung im Hormonhaushalt aus, da solche Veränderungen in ähnlicher Weise auch beim sogenannten prämenstruellen Syndrom (Schwellungen und Angespanntheit vor der Periode) auftreten. Doch lassen sich Hormonveränderungen bei der Fibromyalgie nicht feststellen, und außerdem gibt es entsprechende Veränderungen (wenn auch in geringem Umfang) auch bei Männern.

Störungen im Lymphsystem?

Eine mögliche Erklärung führt wieder zum Verdauungssystem zurück. Sie geht davon aus, dass die Wasseransammlungen im Körper nicht mit einem Versagen von Nieren oder Herz zusammenhängen. Diese Organe sind in der Regel völlig intakt. Bei den Schwellungen der Fibromyalgiekranken handelt es sich um Lymphödeme. Jeder kennt sein Lymphsystem von den Lymphknoten, die im Halsbereich, in den Achseln und in den Leisten ertastet werden können. Das ganze System umfasst unzählige Lymphbahnen, die als reine Abflusskanäle den Körper durchziehen. In ihnen werden alle überschüssigen Stoffe, d.h. Wasser, Fette, Bakterien, Viren, Pilze und Tumorzellen, transportiert und in den nächstgelegenen Lymphknoten unschädlich gemacht.

Oft wird das Lymphgefäßsystem mit einer großen Kläranlage verglichen, die den Körper durchzieht. Am Ende laufen alle Lymphbahnen im Brustmilchgang (Ductus thoracicus) zusammen, der dann selbst in der Nähe des Herzens in die obere Hohlvene mündet. Anzahl und Anordnung der Lymphknoten entsprechen in etwa der Anfälligkeit oder dem Schutzbedürfnis einzelner Organe. Viele Lymphknoten befinden

Gelegentlich sind die Wasseransammlungen auch diffus verteilt. Vor allem Frauen sagen dann, sie hätten das Gefühl, die ganze Haut fühle sich zum Platzen gespannt.

sich vor allem im Bereich der Eintrittspforten des Körpers, also in der Nähe von Rachen, Lunge und – ganz besonders – nahe des Verdauungstrakts. Entsprechend seiner großen Fläche muss dieser ganz besonders geschützt werden. Mindestens die Hälfte des Lymphgewebes ist in seinem Bereich angesiedelt.

Gefährlicher Stau

Wenn Magen und Darm gereizt sind, kommt es oft zu einem Lymphstau, da Wasser und Eiweiß über dieses Leitungssystem abtransportiert werden müssen. Dieser Stau verstärkt sich nachts, wenn beim Liegen sich die Lymphe in den oberen Körperregionen ansammelt – das Gefühl kennt jeder, der abends schon einmal zu viel Alkohol getrunken hat und morgens mit einem verquollenen, schmerzenden Schädel aufgewacht ist. Die Lymphe, durch den Abtransport der vielen Giftstoffe sowieso enorm gefordert, verteilt sich erst im Lauf des folgenden Tages wieder im Körper. Und da bei Fibromyalgiepatienten der Magen-

Angeschwollene Lymphknoten besagen nichts Gutes: Irgendwo im Körper schwelt eine Entzündung. Gehen Sie zum Arzt, und lassen Sie untersuchen, wo der Entzündungsherd liegt.

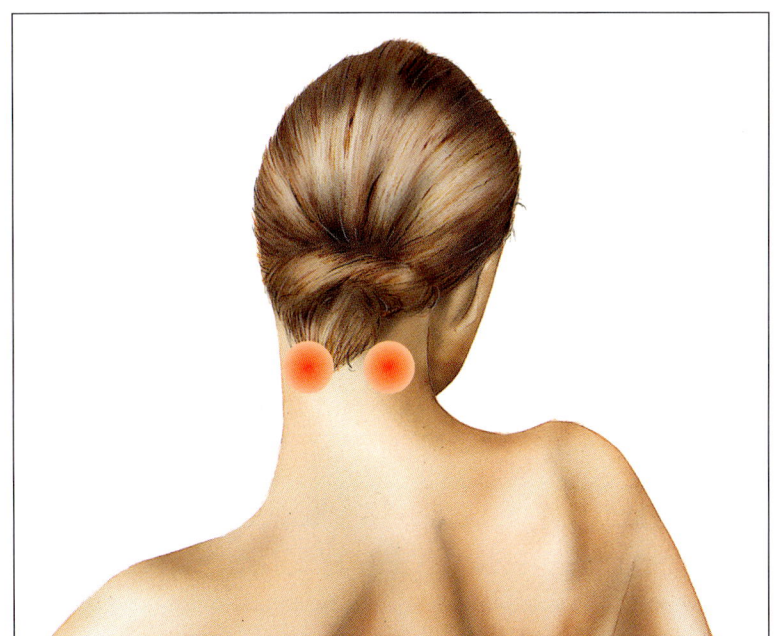

Wenn Sie gelegentlich unter morgendlichen Kopfschmerzen leiden, dann tasten Sie einmal nach den Nervenaustrittspunkten im Kopfbereich. Diese sind morgens oft zugeschwollen und engen die Nerven ein. Die Folge sind Schmerzen, die vom Nacken über den Kopf nach vorn ausstrahlen. Sie finden zwei dieser Nervenaustrittspunkte, wenn Sie an der Halsrückseite an der Muskulatur bis zu der Stelle nach oben tasten, an der der Hinterkopf ansetzt.

Darm-Trakt generell gereizt ist, leiden sie oft unter solchen Katersymptomen, auch wenn sie keinen Tropfen Alkohol angerührt haben. So wird beispielsweise auch verständlich, warum allzu langer Schlaf den Erkrankten oft nicht gut tut: Schlafen sie sich am Sonntag endlich einmal so richtig aus, sehen sie noch verquollener aus, als dies an Werktagen schon der Fall ist. Umgekehrt mindert eine erhöhte Kopfposition beim Schlaf die Ödemneigung.

Sind die Hormone schuld?

Bei der Suche nach den Ursachen der Fibromyalgie gerieten auch die menschlichen Hormone in Verdacht, die Schuldigen zu sein. Gemeint sind damit allerdings nicht die Sexualhormone, sondern die Hormone, die als Botenstoffe im Gehirn ihren Dienst versehen: die sogenannten Neurotransmitter. Ganz im Vordergrund der Forschung steht das Serotonin. Es handelt sich dabei um einen Trägerstoff, der die Erregung von einem Nerv zum nächsten übermittelt.

Serotonin – echtes Recycling

Das Serotonin wird von einem Nerv in den Spalt eines anderen abgegeben. Dort wandert es zu speziellen Rezeptoren, wo es andockt. Der Kontakt des Serotonins mit dem Rezeptor löst im Adressatennerv eine neue Erregung aus. Danach wandert es zurück, um am Ursprungsort wieder aufgenommen zu werden. Bei der Fibromyalgie ist dieser Trägerstoff nur in vermindertem Maß vorhanden und damit die Reizübertragung beeinträchtigt. Das hat vielfältige Folgen, da Serotonin u. a. im Magen-Darm-Trakt, im Gehirn und in den Blutplättchen benötigt wird. Leider ist damit nicht die Ursache (und auch gleich das entscheidende Medikament) entdeckt. Serotonin wirkt auf sehr unterschiedliche Hirnteile ein und beeinflusst deshalb den Menschen unspezifisch. Veränderungen des Serotoninspiegels wirken sich daher eher global auf unser gesamtes Empfinden aus. Bei einigen Krankheiten ist das besonders ausgeprägt, beispielsweise bei der Depression und dem

Möglicherweise sind die Lymphstauungen auch an der Entstehung des Karpaltunnelsyndroms beteiligt, das oft bei Fibromyalgiekranken auftritt. Dabei handelt es sich um eine Einengung von Handnerven im Bereich des Handgelenks. Anzeichen für ein solches Karpaltunnelsyndrom sind massive nächtliche Schmerzen im gesamten Arm.

Serotonin ist am Hirnstoffwechsel, an der Schmerzverarbeitung, der Verdauung und der richtigen Durchblutung beteiligt – alles neuralgische Punkte bei Fibromyalgiepatienten.

Ist der Schlafmangel schuld?

▶ Schlafstörungen sind mit die häufigsten Beschwerden von Fibromyalgiepatienten. Bei Untersuchungen der Hirnströme während der Nacht zeigte sich, dass vor allem die erholsamen Phasen des Schlafes vermindert sind. Die Patienten schlafen zwar – aber eben nicht in der richtigen Art und Weise. Daher wird das Gefühl der morgendlichen Müdigkeit auch nicht durch längeren Schlaf verbessert.

▶ In einem Experiment wurden gesunde Versuchspersonen systematisch daran gehindert, in die erholsame Schlafperiode einzutreten. Wenn immer man die Anzeichen dafür in Hirnstrombild sah, wurden die Freiwilligen geweckt. Und es dauerte nur kurze Zeit, bis diese Personen Symptome einer Fibromyalgie aufwiesen: Müdigkeit, Überempfindlichkeit und Muskelschmerzen.

▶ Nach ein oder zwei Nächten ungestörtem Schlaf waren alle Beschwerden wieder restlos verschwunden.

▶ Aber Schlafstörungen sind nicht die eigentliche Ursache der Fibromyalgie, obwohl sie eines der Fundamente der Erkrankung bilden.

▶ Deshalb ist man auch mit Schlafmitteln schlecht beraten. Sie sind keine Lösung, denn sie verlängern nämlich nur die »schlechten« Schlafperioden, während sie die erholsamen oft noch verkürzen.

Bislang hat die Erforschung der Hormone noch keine gesicherten Anhaltspunkte für eine Erklärung oder gar eine Therapie der Fibromyalgie geliefert.

Reizdarmsyndrom. So stellen einige Forscher die Frage, ob die Fibromyalgie nicht Teil einer ganzen Krankheitsfamilie ist, die durch eine Störung der Neurotransmitterbalance gekennzeichnet ist: die Psychoneuro-endokrino-immunologischen-Erkrankungen. Mit diesem Wortungetüm soll klargemacht werden, dass Nervensystem, Hormonsystem, Abwehrsystem und unsere Seele gleichermaßen betroffen sind. Doch diese Störungen treten bei vielen Krankheiten auf. Außerdem weiß man nicht, wie es zu einer Verminderung der Botenstoffe kommen kann. Es ist nicht gesagt, dass das Krankheitsgeschehen mit der Verminderung dieser Substanzen beginnt. Möglicherweise ist das nur die Folge eines noch unbekannten Prozesses oder seelischer Faktoren.

Seelische Faktoren

Schlafstörungen, Schmerzen, Bedrücktheit, Verzweiflung, Depressionen und Selbstzweifel – dies alles findet man häufig bei Fibromyalgiepatienten. Oft steht das Stimmungstief so im Vordergrund, dass der Schluss nahe liegt, die ganze Krankheit sei seelisch bedingt.

Tatsächlich sind die meisten Erkrankten bedrückt oder sogar depressiv. Ist dies aber Ursache oder Auswirkung der Krankheit? Diese Frage wurde in den letzten 20 Jahren intensiv diskutiert.

Nicht psychisch bedingt – aber beeinflusst

Mittlerweile zeichnet sich unter den Fachleuten Übereinstimmung ab: Die Fibromyalgie ist in der Regel keine seelisch verursachte Erkrankung. Die seelischen Veränderungen erklären sich überwiegend als Folge der chronischen Erkrankung. Jahrelange Schmerzen, Schlafstörungen und vor allem der Mangel an Verständnis für die Krankheit lassen die betroffenen Menschen verzweifeln. Ihre Stimmungstiefs sind nur zu verständlich: Es ist normal, wenn jahrelange Schmerzen Folgen zeigen. Oder umgekehrt: Es wäre hochgradig auffällig, wenn jahrelange Schmerzen keine seelischen Folgen hinterlassen würden.

> Natürlich wirken sich die lang anhaltenden körperlichen Beschwerden auf die Stimmungslage aus. Eine positive Stimmungslage trägt jedoch umgekehrt dazu bei, die Schmerzen besser zu ertragen, und mobilisiert die Selbstheilungskräfte des Körpers.

Allerdings muss man diese Aussage noch ein wenig differenzieren. Möglicherweise gibt es eine gewisse Anfälligkeit für die Fibromyalgie unter Menschen, die zu einer ernsten Stimmung neigen. Es sind Persönlichkeiten, die die Dinge genau nehmen, die Leistungsbereitschaft zeigen, gründlich sind, sich selbst unter Zeitdruck setzen, sich schlecht wehren können und leicht ein schlechtes Gewissen bekommen. Solche Charaktereigenschaften fördern vermutlich das Entstehen einer Fibromyalgie. Doch um keine Missverständnisse aufkommen zu lassen: Diese Faktoren sind nicht die Ursachen der Krankheit.

Zusammengefasst kann man sagen, dass seelische und körperliche Faktoren bei der Fibromyalgie eng verflochten sind. In Zeiten, in denen es Ihnen schlecht geht, in denen Sie ein schlechtes Selbstbewusstsein haben, werden Sie mehr unter der Krankheit leiden.

Eine »multifunktionelle« Krankheit

▶ Jeder Versuch, die Ursachen der Fibromyalgie zusammenzufassen, kann nur teilweise zum Erfolg führen. Die eigentliche Ursache der Krankheit ist nach wie vor unbekannt. Die Fibromyalgie ist eine Krankheit, bei der viele Faktoren zur Krankheitsentstehung zusammenkommen müssen (medizinisch: »multifaktorielle Erkrankung«). Jeder einzelne der Faktoren ist für sich gesehen relativ harmlos. Nur wenn alle zusammenkommen und sich in ihrer Wirkung gegenseitig verstärken, kann die Krankheit entstehen.

▶ Über-, Unter- und Fehlbelastungen der Wirbelsäule sind eine notwendige Basis der Erkrankung.

▶ Über verschiedene Mechanismen werden nicht nur die Muskeln, sondern auch die zugehörigen Nerven in einen erhöhten Erregungszustand versetzt.

▶ Aus noch unbekannten Gründen kommt es zu einer Veränderung der Hormone und Neurotransmitter, besonders des Serotonins. Dies führt zu vielfältigen Konsequenzen, fatalerweise auch zu einer Zunahme der Schmerzempfindlichkeit.

▶ Magen-Darm-Störungen sind bei fast allen Fibromyalgiepatienten vorhanden. Ob dies eine Ursache oder eine Folge der Erkrankung ist, bleibt ungeklärt. Allerdings hat dies weit reichende Folgen, es gibt enge Verbindungen zum vegetativen Nervensystem, zum Lymphsystem, zur Durchblutung.

▶ Fast alle Patienten klagen über Schwellungen und Ödeme. Dies liegt nicht an einer Nierenerkrankung, sondern es sind Lymphödeme. Diese Schwellungen engen auch die Nerven (z. B. im Kopfbereich) ein und verstärken so die Schmerzzustände.

▶ Die seelische Verfassung des Patienten kann die Beschwerden abschwächen oder auch verstärken. Je ausgeglichener und optimistischer ein Mensch ist, desto eher wird er in der Lage sein, mit den Belastungen umzugehen. Ist er dagegen entmutigt, verzweifelt und hoffnungslos, verstärkt sich das Krankheitsgeschehen ungewollt und unaufhaltsam.

Die letzte, entscheidende Krankheitsphase ist erreicht, wenn der Patient sich selbst die Schuld an seiner Erkrankung gibt. Wer auf normale Laborwerte, auf unterschiedliche Diagnosen, auf wirkungslose Medikamente und auf abwiegelnde Ärzte mit Resignation reagiert, beraubt sich seiner Fähigkeit, sich selbst zu helfen. Deshalb sind die wichtigsten Voraussetzungen zur Bewältigung der Krankheit der eigene Wille und der eigene Mut.

Die 10-Punkte-Therapie

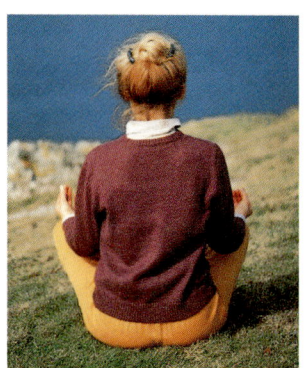

Ruhe, Ausgeglichenheit und Zuversicht sind die besten Heilungsvoraussetzungen.

So überwinden Sie die Fibromyalgie

Die Fibromyalgie ist im Wesentlichen eine Störung der Regulation, genauer: verschiedener Regulationskreise im menschlichen Organismus. Dementsprechend kommt es bei der Therapie auf die Wiederherstellung der ordnungsgemäßen Funktion dieser Regelkreise an. Um das Wichtigste gleich vorwegzunehmen: Sie selbst sind dabei die wichtigste Person, denn Sie allein können sich am besten helfen. Medikamente oder andere Therapieverfahren kommen erst an zweiter Stelle. Zehn Schritte können dazu beitragen, die normale Funktion Ihres Körpers wiederherzustellen.

Der erste Schritt – Information und innere Einstellung

Der erste Schritt wird im Kopf getan. Vergegenwärtigen Sie sich einige Tatsachen, und stellen Sie sich auf die Krankheit ein. Wer sich über seine Krankheit im Klaren ist, wird leichter mit ihr umgehen, sie erfolgreicher bekämpfen können. Machen Sie sich diese Faktoren bewusst!

▶ Mit Ihrer Erkrankung sind Sie nicht allein: Viele Menschen leiden darunter. Suchen Sie Kontakt zu anderen betroffenen Menschen. Es ist sicherlich auch wünschenswert, wenn Sie einen Arzt oder eine Ärztin haben, mit denen Sie über das Krankheitsbild reden können, und von denen Sie verstanden werden.

▶ Obwohl es Ihnen seelisch schlecht geht, bedeutet das nicht, dass Ihre Krankheit eingebildet ist. Ihre Bedrücktheit ist im Wesentlichen eine Folge der Erkrankung.

Im Kapitel »Wie geht es weiter?«, Seite 92, finden Sie zahlreiche Adressen, die Ihnen weiterhelfen.

▶ Sie haben ein klar umrissenes Krankheitsbild. Daran, dass diese Krankheit noch so wenig erforscht ist, sind nicht Sie schuld.

▶ Die Fibromyalgie ist eine Krankheit, die das Leben schwer beeinträchtigt, jedoch im Großen und Ganzen keine Veränderung der Körperstruktur bewirkt. Es gibt keine Spätschäden, Veränderungen der Gelenke, Verkrüppelungen usw. Sie werden ihretwegen sicherlich nie im Rollstuhl sitzen.

▶ Die Diagnose der Fibromyalgie ist relativ plausibel. Verzichten Sie daher nach der Diagnosestellung auf weitere umfangreiche Untersuchungen. Eine akut-entzündliche Erkrankung sollte jedoch ausgeschlossen werden. Hierzu genügen einige relativ einfache Laboruntersuchungen, wie sie von jedem Hausarzt durchgeführt werden (z.B. Blutbild, Blutsenkungsgeschwindigkeit, Rheumafaktoren, Eiweißelektrophorese, Immunglobuline). Lernen Sie zu akzeptieren, dass keine fassbaren körperlichen Veränderungen hinter der Erkrankung stehen. Je mehr Sie untersuchen lassen, desto mehr zufällige Ergebnisse gibt es. So kommt es eher zu mehr Unklarheit und Verwirrung.

> Wenn die Diagnose steht, bringt es nichts, nach einzelnen Ursachen zu suchen. Es ist wie mit dem Straßenverkehr zur Stoßzeit: Wenn der Verkehr zusammenbricht, können Sie die einzelnen Autos noch so genau untersuchen. Daran liegt es wirklich nicht!

▶ Langfristig wird eine Besserung der Erkrankung eintreten. Das kann Jahre dauern, aber in der Mehrzahl der Fälle lassen die Beschwerden nach!

▶ Sie selbst können etwas gegen die Erkrankung tun: Je aktiver Sie sich mit ihr auseinander setzen, desto besser sind Ihre Chancen auf Heilung und Linderung.

▶ Setzen Sie sich für den Anfang keine unrealistischen Ziele. Je nach Entwicklungsstand der Erkrankung braucht es Zeit, Verbesserungen zu erreichen. Mit Hektik erreichen Sie nichts. Lassen Sie sich Zeit, Schritt für Schritt zu gehen.

Der zweite Schritt – entspannen und loslassen

Bei der Therapie der Fibromyalgie geht es um die Beeinflussung von Regelkreisen. Ein wichtiger Ansatzpunkt ist das Durchbrechen des Kreislaufs von Schmerz, Anspannung, Angst und neuem Schmerz.

Die Krankheit akzeptieren lernen

Heilungserfolge erzielen Sie nur auf freundliche, positive Art und Weise: Bilden Sie mit Ihrem Körper ein Team, und suchen Sie einen Ausweg aus der verfahrenen Situation.

Wichtig hierbei ist ein entspanntes Verhältnis zu sich selbst und Ihrer Krankheit: Versuchen Sie zu akzeptieren, dass die Krankheit derzeit noch stärker ist als Sie und sich nicht mit Gewalt bekämpfen lässt. Das ist kein Widerspruch zu dem Vorsatz, aktiv gegen die Fibromyalgie vorzugehen. Die Krankheit gehört derzeit noch zu Ihnen und bildet einen Teil Ihrer Persönlichkeit, so wie es auch Charaktereigenschaften gibt, die Sie an sich weniger schätzen. Darüber kann man sich ärgern, aber man kann diesen Teil seiner Person nicht ausradieren. Im Gegenteil: Je mehr Sie kämpfen, desto größer wird Ihre innere Anspannung und werden damit auch Ihre Beschwerden. Das Gleiche gilt für Hilfe von außen. Sie werden keinen Experten finden, der Sie auf einen Schlag von allen Beschwerden befreien kann. Falls Sie mit dieser Hoffnung zu Ärzten gehen, werden Sie regelmäßig bitter enttäuscht. Beim Versuch, die Krankheit mit immer härteren Mitteln zu attackieren, werden letztlich alle enttäuscht und alle Verlierer sein.

Besonders wichtig – Muskelentspannung

Aggressives Vorgehen bringt nichts: Fibromyalgiepatienten werden dreimal häufiger operiert als vergleichbare Patienten mit anderen Schmerzzuständen. Die meisten dieser Operationen sind völlig sinnlos und entspringen der Hilflosigkeit und Unwissenheit gegenüber der Krankheit.

Bei der Fibromyalgie kommt es zu einer erhöhten Muskelanspannung. Dementsprechend stehen ganz am Anfang der Therapie Entspannungsverfahren. Es gibt eine große Anzahl von Methoden, um zu einer größeren inneren Ruhe und zu muskulärer Gelöstheit zu kommen. Einige davon werden in diesem Buch angesprochen oder vorgestellt. Möglicherweise kommen Sie aber auch mit einem anderen Verfahren besser zurecht. Kein Problem: Jede für Sie hilfreiche Methode ist willkommen!

Im täglichen Umgang mit Fibromyalgiepatienten fällt immer wieder auf, dass es vielen von ihnen leicht fällt, sich für andere einzusetzen, es ihnen aber sehr viel Mühe bereitet, selbst einmal zu entspannen. Dies hat sicherlich viele Gründe. Einer ist, dass wir nur selten lernen, bewusst abzuschalten. In unserer Kultur hat dies keinen hohen Stellenwert. Wer so erzogen wurde, merkt oft erst durch Schmerzen oder völlige Erschöpfung, wie sehr er sich überfordert hat.

Wenn es Ihnen auch so geht, dass Sie Ihre Bedürfnisse im Alltag leicht vergessen, dann sollten Sie sofort damit beginnen, etwas mehr Rücksicht auf sich zu nehmen.

Entspannungsverfahren

Es ist sehr empfehlenswert, ein klassisches Entspannungsverfahren zu erlernen. Dabei stehen viele Möglichkeiten zur Verfügung. Am bekanntesten ist das autogene Training. Andere Verfahren sind die progressive Muskelrelaxation nach Jacobson, verschiedene Hypnoseverfahren, Yoga, Meditation, Biofeedback, Musiktherapie, Tai Chi Chuan, Atemtherapie u.v.a.m. Meist finden Sie reichhaltige Angebote in Volkshochschulkursen oder ähnlichen Instituten. Religiösen Menschen kann ein Gebet oder eine stille Versenkung beim Betrachten der Natur Ruhe und Ausgeglichenheit schenken.

Schauen Sie sich das ein oder andere Entspannungsverfahren an, und wählen Sie, was Ihnen sympathisch ist. Es soll Spaß machen, sonst werden Sie es kaum regelmäßig weiterführen – was aber unbedingt notwendig ist. Alle genannten Möglichkeiten erfordern nur begrenzten Zeitaufwand. Wenige Minuten täglich sind bereits äußerst hilfreich.

Kleine Pausen

▶ Bauen Sie in Ihren Alltag regelmäßige Pausen ein, in denen Sie kurz innehalten und überlegen, wie es Ihnen gerade geht.

▶ Horchen Sie hierzu kurz in sich hinein, und stellen Sie fest, wie sich Ihr Körper anfühlt: Wie geht es dem Rücken, wie den Gelenken? Was sagt Ihr Bauch? Wie ist Ihre Stimmung?

▶ Falls Sie sich nun angespannt fühlen, atmen Sie einige Male tief durch. Versuchen Sie dabei loszulassen, und nehmen Sie kurz zu Ihrem Körper Kontakt auf.

Mehr brauchen Sie nicht zu tun! Das Ganze dauert höchstens eine Minute.

▶ Wichtig ist, dass Sie sich immer wieder an die Pausen erinnern lassen. Es ist sinnvoll, sich kleine Hilfskonstruktionen zu bauen: wenn eine Kirchenglocke die volle Stunde schlägt, wenn die Kinder aus dem Haus sind, bei Rotlicht an der Ampel, nachdem Sie den Briefkasten geleert haben, vor der Mittagspause. Kochen Sie sich eine Tasse Tee oder Kaffee, und warten Sie, bis er kühler geworden ist usw.

Machen Sie es wie die Akkordarbeiter – ihnen steht pro Stunde eine kleine Pause für persönliche Bedürfnisse zu.

Eine Variante der Muskelrelaxation

Die Muskelrelaxation nach Jacobson ist eine besonders einfache und effektive Entspannungsmethode. Sie besteht in einem ständigen Wechsel von Muskelanspannung und -entspannung. Probieren Sie es aus, nachdem Sie diese Zeilen gelesen haben.

▶ Setzen Sie sich bequem hin. Die Übung beginnt mit den Armen. Machen Sie mit beiden Händen eine Faust, und spannen Sie Arme und Fäuste sehr kräftig an. Halten Sie diese Spannung etwa 10 bis 20 Sekunden. Es sollte anstrengend sein! Anschließend öffnen Sie die Fäuste, lassen die Arme völlig locker in den Schoß fallen. Spüren Sie, wie angenehm das ist? Atmen Sie zweimal tief ein und genussvoll wieder aus. Das war es schon!

▶ Nun kommen die Beine dran. Spannen Sie die Muskulatur der Beine an, halten Sie die Anspannung über 10 bis 20 Sekunden, und lassen Sie danach locker. Wieder atmen Sie zwei- bis dreimal tief ein und langsam aus. Es ist ähnlich entspannend, als ob Sie nach getaner Arbeit endlich im Sessel sitzen.

▶ Nun wenden Sie sich Rücken und Bauch zu. Spannen Sie Bauch-, Rücken- und Gesäßmuskulatur fest an, und halten Sie die Spannung. Lassen Sie wieder los, und freuen Sie sich am entspannten Ausatmen.

▶ Diese drei Schritte können Sie überall durchführen. Man sieht es kaum. Den vierten Schritt machen Sie besser, wenn Sie allein sind. Hierzu spannen Sie Ihre Gesichts- und Halsmuskeln an. Stören Sie sich nicht an Ihrer Grimasse! Wahrscheinlich werden reflektorisch auch Bauch und Rücken mit angespannt. Halten Sie diesen Zustand einige Sekunden, und lassen Sie dann unter Ausatmen los.

▶ Das war die ganze Übung. Sie dauert nicht länger als zwei oder drei Minuten. Selbstverständlich können Sie das Verfahren auch etwas abgeändert durchführen.

▶ Haben Sie es ausprobiert? Überlegen Sie, zu welchen günstigen Zeitpunkten Sie dieses Verfahren in Ihren Tagesrhythmus einbauen können. Allerdings muss sich nicht gleich Entspannung einstellen. Gerade wenn die Muskelverspannung sehr hoch ist, werden Sie einige Male üben müssen. Wenn es dann immer noch nicht funktioniert, sollten Sie sich einem für Sie geeigneteren Verfahren zuwenden.

Der dritte Schritt – physikalische Therapie

Neben der inneren Einstellung und der seelischen Entspannung können auch äußere Faktoren das Loslassen fördern. Von alters her werden verschiedenste Techniken und Hilfsmittel eingesetzt, die für Muskulatur und Nervensystem wohl tuend sind. In der Medizin werden diese Maßnahmen unter »physikalischer Therapie« zusammengefasst. Bei der Behandlung der Fibromyalgie haben diese Verfahren einen hohen Stellenwert. Außerdem sind sie angenehm und machen fast immer Spaß! Erfolgreiche Therapie kann sehr viel Freude bereiten.

Wohl tuende Wärme

Seit langem wird Wärme in unterschiedlichster Form zur Entspannung schmerzhafter Muskeln angewendet. Wahrscheinlich kommt es dabei zu einer Durchblutungsverbesserung bei gleichzeitiger Herabsetzung der erhöhten Muskelanspannung in den betroffenen Bezirken. Möglicherweise werden auch die Schmerzfasern selbst günstig beeinflusst. Dabei können Sie aus einer reichhaltigen Palette von verschiedenen Anwendungen auswählen: Moor, Fango, Parafango, Rotlicht, heiße Rolle, Thermalbäder, Solebäder, Stangerbäder usw. In vielen Massagepraxen, öffentlichen Bädern oder Kliniken finden Sie sicherlich auch in Ihrer Nähe ein passendes Angebot.

Wärme bewirkt:
▶ Herabsetzung der Muskelanspannung
▶ Verbesserung der Durchblutung
▶ Auflockerung des Bindegewebes
▶ Blockierung der Schmerzleitung
▶ Beeinflussung zahlreicher Nerven und Muskelrezeptoren
▶ Seelische Entspannung

Wärmeanwendungen zum Selbermachen

▶ Fango- bzw. Fango-Paraffin-Packungen gibt es in der Apotheke. Sie werden im Backofen erwärmt und geben eine sehr angenehme, lang anhaltende Wärme ab. Man kann sie mehrfach benützen. Noch billiger ist es, auf andere Hausrezepte auszuweichen: Kirschkerne oder grobkörniges Salz, in einem Stoffbeutel aufgeheizt, haben eine ähnliche Wirkung.

▶ Auch die heiße Rolle ist ein schönes Verfahren, besonders bei Anspannungen im Bereich der Nackenmuskeln. Nehmen Sie dazu ein Handtuch, falten Sie es auf eine passende Größe, und gießen Sie kochendes Wasser darüber. Wenn Sie einen Mikrowellenofen haben, können Sie damit ein feuchtes Handtuch sehr einfach erhitzen. Dann lassen Sie das Tuch etwas abkühlen. Sobald die richtige Temperatur erreicht ist, legen Sie es auf die verspannten Muskeln. Danach können Sie die Muskeln etwas lockern, indem Sie mit den Schultern rollen oder den Armen kreisen. In ähnlicher Weise können Sie mit einer Rotlichtlampe verfahren.

▶ Legen Sie sich regelmäßig in die Badewanne, und genießen Sie die Zeit ungestörter Ruhe. Badezusätze sind hierbei besonders angenehm und verstärken noch die Wirkung des warmen Wassers.

▶ Wenn Sie keine Gelegenheit für ein Bad haben, kann ein ausgedehntes Duschbad nach einem anstrengenden Tag ein guter Einstieg in den Feierabend sein. Dazu ein Tip: Stellen Sie einen kleinen Hocker (mit Gummifüßen!) in die Dusche, und lassen Sie das warme Wasser lange über den Rücken strömen – ein wahrer Genuss für die verspannte Muskulatur.

▶ Die Anwendungen nach Pfarrer Kneipp sind eine weitere Ergänzung. Wenn es hierbei zu Hause auch Grenzen gibt, sollten Sie zumindest Folgendes beherzigen: Lassen Sie nach jeder warmen Anwendung eine kalte folgen. Gewöhnen Sie sich daran, erst lange warm und anschließend kurz eiskalt zu duschen. Am besten geht das, wenn Sie

Vielleicht schätzen Sie auch das »Kleopatra-Bad«: Hierzu geben Sie ein oder mehrere Esslöffel Olivenöl in ein halbes Glas Milch und mischen es ins Badewasser. Am besten klappt es, wenn Sie das Glas unter den Wasserstrahl halten. Die ägyptische Königin soll sich so Ihren sagenhaften Teint erhalten haben …

In die Sauna – aber richtig

▶ Selbstverständlich ist auch die Sauna oder das Dampfbad eine hervorragende Maßnahme zur Muskelentspannung. Vor allem gilt das, wenn Sie dabei noch nette Gesellschaft haben. Es sollte Ihnen Spaß machen!

▶ Beachten Sie aber: Gehen Sie nicht zu lange in die Sauna, denn Sie sollten sich danach nicht allzu erschöpft fühlen. Für die meisten Menschen reicht ein Saunagang von 10 bis 15 Minuten Dauer völlig aus. Wenn Sie es einrichten können, gehen Sie lieber öfter in kürzeren Zeitabschnitten.

▶ Außerdem ist es für den Kreislauf günstig, wenn Sie sich unmittelbar nach dem Verlassen der Sauna abkühlen (kalte Dusche, Tauchbecken). So werden die Hautgefäße maximal trainiert.

mit dem kalten Wasser an Armen und Beinen beginnen. Zum Schluss sind dann der Körper und das Gesicht an der Reihe. Das bringt Ihren Kreislauf in Schwung!

▶ Einen Whirlpool werden Sie vermutlich nicht zu Hause haben, doch sollten Sie diese Art der Wärmeanwendung einmal ausprobieren, wenn sich Ihnen die Gelegenheit dazu bietet.

▶ Mit Bewegungsübungen im Thermalwasser haben Sie gleich mehrere positive Effekte kombiniert: Muskelentspannung durch Wärme, Schwerelosigkeit im Wasser und ein Trainingseffekt durch Bewegung. Ein Besuch im Thermalbad gehört daher zum Besten, was Sie für sich tun können. Allerdings wohnen nicht alle Menschen in der Nähe eines Badeortes. Erkundigen Sie sich daher nach Warmbadetagen, die es in vielen öffentlichen Schwimmbädern gibt.

Auch Kälte kann heilen

Die meisten Fibromyalgiekranken schätzen Wärmeanwendungen, da sie sehr zum Frösteln neigen. Doch kann auch mit Kälte ein überaus positiver Effekt erzielt werden. Dies gilt vor allem bei akuten Entzündungen. Je unvermittelter ein Symptom aufgetreten ist, desto günstiger kann es mit Kälte therapiert werden. Das bedeutet für Sie, dass Sie Symptome, die Sie normalerweise mit Wärme lindern, unter Umständen in der ersten Zeit nach ihrem Auftreten auch mit Kälte behandeln können. Sie kennen das von Sportverletzungen: Kaum hat sich ein Fußballer verletzt, behandelt ihn der Masseur mit Kältespray.

Nur örtlich anwendbar

Die Fibromyalgie ist keine Entzündung. Daher kann man mit den üblichen Eispackungen nur wenig erreichen. Im Gegenteil: Die Schmerzen in der Muskulatur nehmen noch zu. Allerdings gibt es auch Ausnahmen: Vor allem im Bereich der Nervenaustrittspunkte im Nackenbereich oder an den Schläfen wirkt ein Kältepack sehr angenehm. Durch die intensive Kälte kommt es zu einem Abschwellen und damit einer Entlastung der »bedrängten« Nerven.

Mit Wärmeanwendungen machen Sie selten etwas falsch, außerdem macht diese Therapie fast immer Spaß! Es gibt nur eine Ausnahme: Bei einer akuten Entzündung ist Wärme ungünstig. Aber das werden Sie schnell selbst feststellen: Sie haben hinterher größere Beschwerden.

Leider wird diese Art der Kälte leicht unangenehm und nach kurzer Zeit als schmerzhaft empfunden. Wickeln Sie deshalb den Eispack oder Eisbeutel in ein Handtuch ein.

Kälte führt zu:
▶ Verminderung der Schmerzleitung (Soforteffekt)
▶ Verminderung der Schmerzempfindlichkeit
▶ Abschwellung des Gewebes
▶ Hemmung von Entzündungen
▶ Normalisierung von erhöhter oder verminderter Muskelspannung
▶ Verbesserung des Allgemeinbefindens

Tips zur Selbsthilfe

▶ Experimentieren Sie, ob Kälte Ihnen einen Vorteil bringt.

▶ Am praktischsten sind kleine flüssigkeitsgefüllte Plastikbeutel, die es in der Apotheke als Kältepack zu kaufen gibt. Diese lagern Sie dann einige Zeit im Tiefkühl- oder Eisfach Ihres Kühlschranks. Sie können jedoch auch ein feuchtes Handtuch einfrieren. Bringen Sie es zuvor in die Form, in der Sie es dann auf die entsprechende Körperpartie (z. B. Nacken) legen möchten. Auch ein Eisbeutel hat sich bewährt.

▶ Einen der größten therapeutischen Fortschritte der Fibromyalgie stellt die Ganzkörperkältetherapie dar, die 1985 in Deutschland eingeführt wurde. Man benötigt dazu eine Kältekammer, die auf Temperaturen zwischen –60 bis –110 °C gekühlt wird. In dieser Kammer halten sich die Patienten in Badebekleidung für zwei bis fünf Minuten auf. Das hört sich allerdings viel schlimmer an, als es wirklich ist. Bei den subarktischen Temperaturen enthält die Luft keinerlei Feuchtigkeit mehr. Diese Art der Kälte wird als angenehm und erfrischend empfunden, etwa so, wie wenn man bei klirrendem Frost kurz vor die Tür tritt. Die meisten Patienten spüren bereits nach dem ersten Gang in die Kältekammer eine Erleichterung der Schmerzen. Manche berichten, sie fühlten sich »wie im siebten Himmel«. Die erste Schmerzreduktion klingt nach einigen Stunden ab und wird gerne für sanfte Krankengymnastik oder Dehnübungen genutzt, die für viele Patienten jetzt schmerzfrei durchführbar sind. Langfristig, d. h. nach einer Serie von Anwendungen, kommt es bei der Mehrheit der Betroffenen zu einer erheblichen Verbesserung der Symptomatik. Nach sechswöchiger Behandlung berichten mehr als zwei Drittel der Patienten von einer Linderung des Spontan- und Bewegungsschmerzes.

Die Wirkweise der Kältekammer beruht auf dem plötzlichen Temperatursprung von über 100 °C. Dabei kommt es zur reflektorischen Entspannung der Muskulatur, Herabsetzung der Nervenleitgeschwindigkeit (Schmerzentlastung), Freisetzung von Botenstoffen (z. B. Serotonin) und einer allgemeinen Umstellreaktion des Körpers mit günstigem Einfluss auf das Immunsystem. Die Ganzkörperkältetherapie ist derzeit in einer Reihe von Rheumakliniken im Rahmen eines Heilverfahrens durchführbar. In einigen Städten sind Kältekammern ambulant verfügbar. Seitdem ich selbst über dieses Therapieverfahren verfüge, möchte ich es nicht mehr missen. Dabei erscheint mir die Kombination von Wärme und Kälte besonders günstig. Die Patienten wärmen sich erst in einer Infrarotkammer gründlich auf und gehen dann in die Kältekammer. Dies ist nicht nur angenehmer, die hohe Temperaturdifferenz führt auch zu günstigeren Ergebnissen.

Massagen

Auch die Massage kann einen positiven Beitrag zur Therapie leisten. Klassische Massagen (vor allem im Wirbelsäulenbereich), Unterwassermassagen oder passive Bewegungsübungen sind für viele muskelverspannte Menschen eine Wohltat. Nützen Sie das Verfahren, sofern die Möglichkeit dazu besteht. Besonders die Massage der Wirbelsäule hat sich als äußerst effektiv erwiesen. Wenn Sie keine Möglichkeit zur Massage haben, bitten Sie verständnisvolle und geschickte Familienangehörige oder Freunde um Hilfe. Eine leichte Streichmassage kann nach einem langen Tag eine gute Möglichkeit der Entspannung sein. Dabei gibt es jedoch eine Besonderheit: Ist das Gewebe sehr verhärtet, dann sollte die Massage sehr vorsichtig erfolgen, sonst haben Sie hinterher verstärkt Schmerzen. Stellen Sie dann die Massage noch etwas zurück, oder bitten Sie Ihren Masseur, sanfter zu verfahren.

Der vierte Schritt – Fitness schaffen

Fast alle Fibromyalgiepatienten stellen fest, dass ihnen Ruhe gut tut. Anstrengung und Anspannung dagegen verschlechtern die Symptomatik. Dementsprechend versuchen die meisten Kranken, sich zu schonen, was nur zu verständlich ist. Doch »wer rastet, der rostet«, so lautet die sprichwörtliche Wahrheit. Zu viel Schonung führt zu Muskelabbau und einer Überbeanspruchung der verbliebenen Muskelgruppen. Schonung ist also eine der gefährlichsten »Therapieverfahren«: Sehr leicht kann man sich damit »krankschonen«.

Bei der Massage wird nach dem Motto »Viel hilft viel!« oft Schaden angerichtet. Auf dem schmerzhaften Gewebe, vor allem den tender points, sollte nicht geknetet, gedrückt oder intensiv massiert werden.

Akupunktur kann für viele Patienten eine wirksame Schmerztherapie sein. Offenbar greift diese fernöstliche Heilmethode effektiv in die vegetative Regulation des Körpers ein.

Trainieren – auch wenn's schwer fällt

Alle Entspannungsverfahren müssen daher von einem konsequenten Aufbautraining begleitet und ergänzt werden, sonst nimmt die Krankheit weiter ihren Lauf. So einleuchtend diese Argumentation für die meisten Menschen sein mag, so schwer ist es, dies im Alltag umzusetzen. Wenn jede Bewegung mühsam ist, dann ist der Gedanke an schweißtreibenden Sport nicht sehr verlockend.

Konditionstraining im Alltag

▶ Vor allem sollten Sie sich Zeit lassen. Sie müssen nicht in kurzer Zeit zur Höchstform gelangen. Alle übertriebenen und gewaltsamen Versuche führen zu Enttäuschungen und steigern die Verspannungen. Dauerhaften Erfolg erreichen Sie nur, wenn Sie Ihre Leistungsfähigkeit langsam, sanft und kontinuierlich steigern. Außerdem muss Bewegung Spaß machen, sonst werden Sie dies nicht regelmäßig tun.

Gehen – die natürlichste Sportart

▶ Wenn Sie bisher noch untrainiert sind, dann ist zügiges Gehen (neudeutsch: »Walking«) eine ausgezeichnete Sportart für Sie. Suchen Sie sich eine beliebige Trainingsstrecke aus – ob im Park, im Wald oder auf der Straße vor Ihrem Haus, ist egal. Gehen Sie einige Minuten lang mit raschen zügigen Schritten. Die Dauer hängt von Ihrer Leistungsfähigkeit ab. Möglicherweise sind Sie bereits nach ein oder zwei Minuten erschöpft. Dann lassen Sie es damit genügen.

Wiederholen Sie aber diese Übung jeden Tag, und steigern Sie nach und nach die Dauer des Trainings. Legen Sie beispielsweise jeden zweiten oder dritten Tag eine Minute zu. Wichtig ist, dass Sie dies regelmäßig tun. Besorgen Sie sich gute Schuhe und Regenkleidung. Auch bei schlechtem Wetter kann der flotte Spaziergang Spaß machen. Die frische Luft und ein paar Regenspritzer im Gesicht machen richtig munter!

Innerhalb von wenigen Wochen werden Sie eine Zunahme Ihrer Leistungsfähigkeit spüren. Dies geht erstaunlich schnell. Steigern Sie die

Allgemein gültige Ratschläge, welche Art von Bewegung Sie sich verschaffen sollten, sind immer problematisch. Dies hängt von Ihren Vorlieben, Ihrem Alter und Ihren Vorerfahrungen ab. Probieren Sie also aus, was Ihnen gut tut, und versuchen Sie dabei, sich weder zu über- noch zu unterfordern.

Belastung – nicht zu viel, nicht zu wenig

Mit der Zeit werden Sie sich größere Belastungen zutrauen. Das richtig Maß ist leicht zu bestimmen: Sie müssen dazu nur den Puls messen und ein wenig rechnen:

▶ 220 minus Ihr Lebensalter ist der maximale Puls, der Ihrem Alter zuträglich ist. Den besten Trainingseffekt haben Sie, wenn sich während des Trainings Ihr Puls zwischen 60 und 80 Prozent dieses maximalen Pulses bewegt.

▶ Beispiel: Wenn Sie 40 Jahre alt sind, dann ist der Maximalpuls 180 Schläge pro Minute.

Der untere Trainingspuls beträgt 108 Schläge pro Minute (180 mal 0,6), der obere Wert 144 Schläge pro Minute (180 mal 0,8).

▶ In diesem empfohlenen Trainingsbereich ist die Sauerstoffversorgung der Muskulatur ausgezeichnet (»aerobes Training«).

Ist die Belastung höher, so gehen Sie eine »Sauerstoffschuld« ein und werden Muskelkater bekommen (»anaerobes« Training). Unterhalb von 60 Prozent sind Sie nicht ausreichend gefordert.

Es kommt auf die Regelmäßigkeit des Trainings an. Allerdings müssen Sie dabei nicht verbissen werden. Gestatten Sie sich pro Woche einen Tag Pause. Und trainieren Sie auf keinen Fall, wenn Sie Fieber haben.

Dauer, bis Sie jeden Tag 30 bis 60 Minuten gehen können. Ideal ist die Übung frühmorgens.

▶ Gehen können Sie auch im Alltag. Verzichten Sie einmal auf Auto oder Bus. Steigen Sie eine Haltestelle früher aus, oder benutzen Sie ein etwas entfernteres Parkhaus. Nutzen Sie auf dem Nachhauseweg die Zeit zu Fuß auch, um inneren Abstand von Ihrer Arbeit zu gewinnen. Gehen Sie bei diesen Gelegenheiten auch bewusster. Schreiten Sie weiter aus. Versuchen Sie, einen regelmäßigen Rhythmus zu finden. Sie werden feststellen, dass bewusstes Gehen zu Erholung und innerer Ruhe beiträgt.

▶ Die nächste Belastungssteigerung besteht darin, wechselnde Geschwindigkeiten einzulegen. Sie können damit in kleinen Stufen beginnen. Beschleunigen Sie Ihr Gehtempo auf das maximal Mögliche, halten Sie dies eine Weile, und gehen Sie dann wieder auf Ihre Ausgangsgeschwindigkeit zurück. Dieses Wechselspiel können Sie als einfaches Intervalltraining beliebig oft wiederholen.

Das Treppenhaus als Fitnessstudio

▶ Verzichten Sie auf den Aufzug, oder steigen Sie ein Stockwerk früher aus! Treppensteigen ist das beste Konditionstraining. Wenn Ihr körperlicher Zustand besser ist, versuchen Sie es einmal mit mehr Schwung. Falls Ihnen das noch zu leicht fällt, nehmen Sie zwei Stufen auf einmal, oder stoppen Sie die Zeit, die Sie benötigen. Die Möglichkeiten sind vielfältig. Beispielsweise ist es für die Waden ausgezeichnet, nur auf Zehenspitzen die Treppen zu steigen.

▶ Der Alltag bietet noch weit mehr Möglichkeiten. Bereits beim Stehen können Sie etwas für sich tun. Üblicherweise stehen die meisten Menschen unbeweglich mit dem ganzen Fuß gleichmäßig auf dem Boden. Dies hat eine Reihe von Nachteilen. Die größte Nebenwirkung ist die fehlende Muskelpumpe der Wadenmuskeln. Wenn sich die Muskeln des Unterschenkels zusammenziehen, wird mit Hilfe eines sinnreichen Ventilsystems der Venen das Blut aus den Beinen herausgepumpt. So wird ein Anschwellen der Füße bei aufrechter Körperhaltung verhindert. Auch der Entwicklung von Krampfadern wird so entgegengewirkt.

Vermeiden Sie also unbewegliches Ausharren, wenn Sie irgendwo warten müssen. Stellen Sie sich immer wieder auf die Zehenspitzen, wobei Sie kleine Wippbewegungen ausführen. So wird nicht nur die Zeit kürzer, Sie fördern damit auch die Blutzirkulation und kräftigen Ihre Wadenmuskeln. Besonders wichtig ist das, falls Sie bereits Venenprobleme haben sollten.

Radeln und Schwimmen – als Sportarten unschlagbar

Wenn Ihre Leistungsfähigkeit besser ist, dann sollten Sie an weitere Sportarten denken. Von den zahlreichen Möglichkeiten sind zwei besonders hervorzuheben: Fahrradfahren und Schwimmen. Beides sind hervorragende Wege, das körperliche Wohlbefinden zu steigern. Fahrrad fahren kann man fast überall. Es macht Spaß, man benötigt keine große Vorbereitung und trainiert das Herz-Kreislauf-System, ohne die Gelenke zu belasten.

Das Schwimmen bietet noch weitere Vorteile: Durch die reduzierte Schwerkraft im Wasser werden die Gelenke vollständig entlastet, und

Sogar beim Sitzen können Sie etwas für die Muskulatur tun. Lehnen Sie sich einfach nicht an, sondern richten Sie den Oberkörper auf. So strafft sich der Körper, und der Rücken wird entlastet. Wenn Sie noch mehr für sich tun wollen, können Sie sich einen großen Gymnastikball (Pezziball) zulegen und ihn als Sitzgelegenheit verwenden.

so nimmt die Beweglichkeit auf angenehme, mühelose Weise zu. Wenn Sie gern schwimmen gehen, dann sollten Sie sich dieses Vergnügen regelmäßig gönnen.

Der Erfolg stellt sich ein

Nach regelmäßiger Bewegung stellt sich dann folgende Erfahrung ein: Zu Beginn geht es Ihnen möglicherweise schlechter. Schließen Sie in diesem Fall an die Bewegung eine Ruhe- und Entspannungsphase an. Belohnen Sie sich z. B. mit einem heißen Bad. Diese erste Verschlechterung – eventuell verbunden mit Muskelkater – geht jedoch vorüber. Halten Sie diese Zeit auf alle Fälle durch! Schon nach wenigen Wochen werden Sie einen Zuwachs an Fitness feststellen können. Sie fühlen sich insgesamt wohler, straffer, weniger müde, selbstbewusster, und der Schlaf verbessert sich.

Aufwärmtraining

Beim Wandern, Fahrradfahren oder Schwimmen können Sie einfach loslegen. Bei den meisten anderen Sportarten ist es sinnvoll, sich vor dem Training ein wenig aufzuwärmen. Die einfachste Möglichkeit ist das rasche Gehen oder Laufen auf der Stelle. Zwei oder drei Minuten können bereits genügen. Sie sollten fühlen, wie es Ihnen warm wird.

Dehnübungen

Nach dem Aufwärmen sollten Sie einige Dehnübungen machen. Es gibt zahlreiche empfehlenswerte Übungsprogramme und Anleitungen. Die vier folgenden Übungen sollen Ihnen als Anregung dienen. Wichtig ist bei allen, dass Sie keine abrupten Bewegungen ausführen. Alles sollte leicht und ohne Schmerzen vor sich gehen.

Übung 1: Neigen Sie den Kopf langsam in alle Richtungen, d.h. nach vorn, zur Seite und zurück. Wenn es Ihnen keine Beschwerden bereitet, können Sie ganz leicht mit der Hand mitziehen, ohne die andere Schulter anzuheben. Aber Achtung: Kopfkreisen ist verboten – es strapaziert die Nackenwirbel zu sehr!

Eine praktische Anschaffung ist ein Hometrainer bzw. ein Trainingsständer für das normale Fahrrad. Gerade in der kalten Jahreszeit fällt es oft leichter, sich in den eigenen Wänden zu bewegen. Ein Tip dazu: Öffnen Sie die Fenster, und radeln Sie zur Ablenkung vor dem Fernsehgerät. Bei einer interessanten Sendung vergeht die Zeit (20 bis 30 Minuten) wie im Flug.

Dehnübungen sind für Fibromyalgiepatienten besonders wichtig, da die gereizte Muskulatur meist verkürzt ist. Wenn man die strapazierten Muskeln mit Gewalt aufbauen will, verkürzen sie sich noch weiter und bereiten noch mehr Schmerzen.

Nach Übung 1 richten Sie sich stolz auf, drücken die Brust heraus, nehmen die Schultern zurück und neigen den Kopf so weit nach vorn, dass sich ein Doppelkinn bildet. Halten Sie die Spannung zehn Sekunden.

Übung 2: Anschließend dehnen Sie die Schulter- und Armmuskeln. Halten Sie sich in Schulterhöhe an einem Schrank oder Türrahmen fest. Beugen Sie nun den gerade gehaltenen Oberkörper ganz langsam, ohne loszulassen, so weit nach vorn, dass Ihr Arm so weit wie möglich nach hinten gezogen wird. Anschließend die Seite wechseln.

Übung 3: Legen Sie sich auf eine Matte oder Decke. Unterhalb der Schulterblätter legen Sie ein kleines zusammengerolltes Handtuch. Lassen Sie die Arme weit hinter sich fallen. Auf diese Weise wird Ihre Brust ganz weit. Entfernen Sie nun die Handtuchrolle. Aus der Rückenlage ziehen Sie nun die Beine fest an und umfassen sie mit den Armen.

Übung 4: Als Letztes dehnen Sie die Oberschenkel. Stehen Sie aufrecht, und beugen Sie das Knie so weit, bis die Ferse den Po erreicht. Nehmen Sie auch hier die Hand zu Hilfe, und ziehen Sie sanft nach.

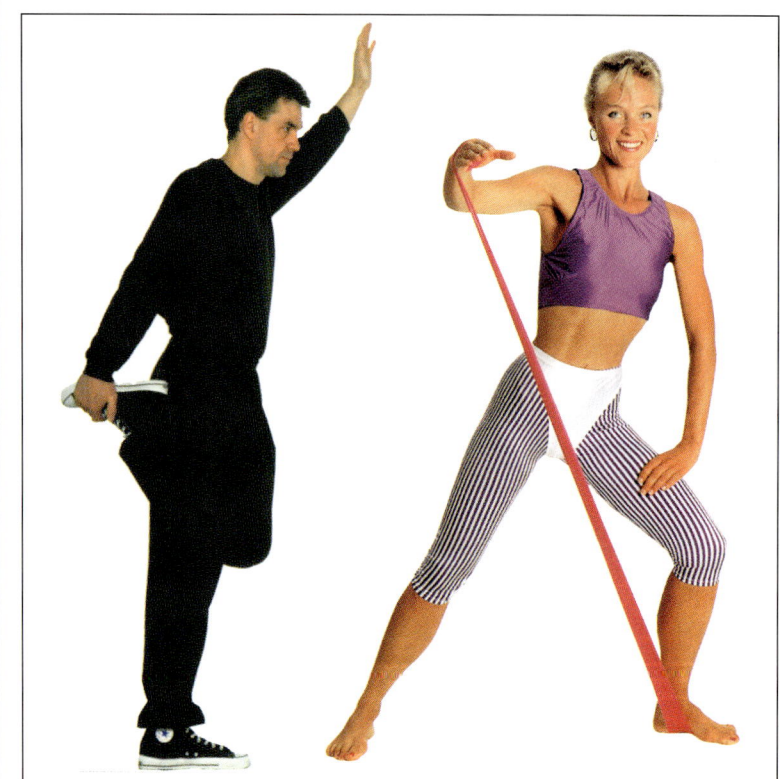

Übung 4 und Übung 5 im Bild. Achten Sie in beiden Fällen auf eine aufrechte Haltung, damit Ihre Wirbelsäule nicht unnötig belastet wird.

Krafttraining

Gerade wenn Sie lange keinen Sport getrieben haben, kann Krafttraining sehr sinnvoll sein, um einzelne Muskelgruppen aufzubauen. Dazu braucht es kein Fitnessstudio mit großen Geräten; es geht auch wesentlich einfacher.

Übung 5: Ein einfaches, äußerst praktisches und preiswertes Trainingsgerät sind elastische Gummibänder, die es in verschiedenen Stärken in Sport- und Sanitärgeschäften, meist unter dem Namen Flexaband, zu kaufen gibt. Diese dehnen sich gleichförmig und bieten der Muskulatur einen sanften Widerstand. Übungen für die Wirbelsäule und die Arme sind hier besonders empfehlenswert.

Bauchmuskeln entlasten die Wirbelsäule

Übung 6: Eine besonders effektive Übung dient der Kräftigung der Bauchmuskeln. Diese Muskelgruppe ist für unsere aufrechte Haltung von überragender Bedeutung. (Mit einer Kräftigung Ihrer Bauchmuskulatur entlasten Sie auch Ihre Wirbelsäule.)

▶ Legen Sie sich auf eine bequeme Unterlage, z.B. eine Decke. Drücken Sie den Rücken (vor allem die Lendenwirbelsäule) fest auf den Boden – machen Sie kein Hohlkreuz!

▶ Danach richten Sie sich sehr langsam mit dem Oberkörper auf. Dies ist nur eine kleine Bewegung, Sie brauchen mit dem Kopf nicht allzu hoch zu kommen. Als Variante können Sie die Beine abgewinkelt auf dem Boden stehen lassen.

▶ Halten Sie die Position für einige Sekunden, und gehen Sie dann langsam wieder zurück in die Liegeposition. Es ist dabei günstig, nicht völlig zu entspannen, sondern besser, den Oberkörper sofort wieder langsam aufzurichten. Sinnvoll sind etwa zehn Wiederholungen der Übung.

Übung 7: Die gleiche Übung lässt sich auch für die schräge Bauchmuskulatur durchführen. Richten Sie sich wiederum langsam auf, und zielen Sie mit dem linken Ellenbogen auf das rechte Knie und umgekehrt. Bei beiden Übungen ist es wichtig, den Rücken fest auf dem Boden zu lassen.

Muskelaufbau kann schon mit sehr einfachen Mitteln erreicht werden: dem elastischen Gummiband, kleinen, leichten Hanteln und vor allen Dingen mit der nötigen Konzentration! Sie sollten bei jeder Übung mit dem Kopf dabei sein, d.h. die Bewegungen gezielt und immer mit einer gewissen Kraftanstrengung ausführen.

Der fünfte Schritt –
gesunden Schlaf fördern

Ein gestörter Schlaf ist eines der typischen Symptome der Fibromyalgie, kaum ein Patient bleibt davon verschont. Schlechter Schlaf ist aber nicht nur lästig, ja quälend, er führt auch zur Verstärkung der Schmerzen. So kommt es hier leicht zu einem Teufelskreis: Gestörter Schlaf bedingt Schmerzen, diese wiederum führen zu Schlafstörungen.

Schlaftabletten sind keine Lösung

Falls Sie in einer solchen Situation mit der Einnahme von entsprechenden Medikamenten liebäugeln: Schlaftabletten sind ein äußerst zweischneidiges Schwert! So segensreich sie bei kurzem Gebrauch sein mögen, man gewöhnt sich doch äußerst leicht an die Einschlaf- und Durchschlafhilfe. Und dann geht es bald nicht mehr ohne. Noch schlimmer: Viele Schlaftabletten unterdrücken die erholsamen Phasen des Schlafes, so dass Sie zwar geschlafen haben, sich aber dennoch am nächsten Morgen nicht erfrischt fühlen.

Erzwingen lässt sich nichts

▶ Zunächst einmal sollten Sie keine übertriebenen Erwartungen an sich und Ihren Schlaf haben: Der Schlaf ist ein Kind der Freiheit – Sie können ihn nicht erzwingen! Wenn Sie also im Bett liegen und denken, Sie sollten jetzt sofort auf der Stelle einschlafen, weil Sie sonst am nächsten Tag unausgeschlafen sind, dann haben Sie gute Chancen, genau das nicht zu erreichen. Je mehr Sie sich unter Druck setzen, desto schlechter wird es Ihnen gelingen. Denken Sie auch daran, dass das Schlafbedürfnis individuell sehr unterschiedlich ist. Die meisten Menschen kommen mit sechs bis sieben Stunden aus. Ältere Menschen benötigen oft wesentlich weniger.

▶ Wenn Sie eine Nacht schlecht geschlafen haben, dann ist es nicht sinnvoll, den versäumten Schlaf durch einen Mittagsschlaf nachzuho-

Bleiben Sie entspannt! Eine Nacht ohne Schlaf ist zwar unangenehm, aber keine Katastrophe. Sicherlich werden Sie müde sein, aber Ihre Stimmung wird durch den Schlafmangel möglicherweise sogar noch verbessert – ein Phänomen, das man immer wieder in der Schlafforschung beobachtet hat.

len. Durch den Schlaf während des Tages werden Sie dann abends erneut Probleme bekommen. Halten Sie lieber den Tag durch, und gehen Sie dann zu Ihrer gewohnten Zeit ins Bett. Dann werden Sie garantiert hundemüde sein.

▶ Legen Sie sich nur zum Schlafen ins Bett. Lesen, Essen, Arbeiten und Fernsehen sollten Sie dort meiden. Wälzen Sie sich auch nicht stundenlang im Bett herum, wenn Sie keinen Schlaf finden können. Es hilft nicht, sondern trägt nur dazu bei, dass Sie zum Schluss Angst vor dem Bett bekommen. Liegen Sie häufiger stundenlang schlaflos im Bett, verbinden Sie zwangsläufig unangenehme Gefühle mit der Ruhestätte. Wenn Sie also innerhalb einer vernünftigen Zeit (etwa 20 Minuten) nicht einschlafen können, dann stehen Sie wieder auf!

Essen, trinken, schlafen

▶ Schweres Essen vor dem Zubettgehen ist ebenfalls schlecht für den Schlaf. Denken Sie daran, dass Sie zwischen Abendessen und Zubettgehen einige Stunden Abstand einhalten. Wie lange diese Zeit ist, hängt von der Art Ihrer letzten Mahlzeit ab. Drei Stunden ist die Faustregel. Ansonsten ist Ihr Körper mit der Verdauung beschäftigt, wo er entspannen soll, und speichert Brennstoff, den er nachts nicht braucht. Noch ein Tip zum Abendessen: Komplexe Kohlenhydrate, also z. B. Vollkornprodukte oder Kartoffeln, fördern die Serotoninfreisetzung. Danach schläft es sich ruhiger als nach Wurst oder Fleisch.

▶ Eines der beliebtesten Schlafmittel ist der Alkohol. Ein Schlummertrunk am Abend fördert tatsächlich das Einschlafen. Trotzdem ist Alkohol nicht geeignet, tiefen, erholsamen Schlaf zu finden. Er hat nämlich eine zweiphasige Wirkung: In niedriger Konzentration wirkt er anregend und erst in höherer Dosierung beruhigend. Weniger bekannt ist aber, dass die gleichen Phasen auch beim Abbau des Alkohols auftreten. Wenn der Alkoholspiegel im Lauf der Nacht sinkt, kommen Sie erneut in das muntere Stadium. Am frühen Morgen liegen Sie dann wach und wundern sich, warum Sie nicht wieder einschlafen können.

Entspannungsübungen können auch nachts erfolgreich eingesetzt werden. Benützen Sie das auf Seite 58 beschriebene Verfahren der Muskelrelaxation oder ein anderes, das Ihnen geläufig ist, wenn Sie nachts aufwachen und nicht wieder einschlafen können.

Richtig zur Ruhe finden

▶ Einschlafprobleme am Abend hängen natürlich auch damit zusammen, wie Sie Ihren Tag verbracht haben. Nichts fördert die Nachtruhe so wie körperliche Betätigung am Tag. Mit täglichem Sport haben Sie also gleich einen mehrfachen Vorteil. Auch Sauna oder warme Bäder haben eine förderliche Wirkung.

▶ Hilfreich für einen entspannten Schlummer sind kleine Rituale am Abend: Eine Tasse heißer Kräutertee (z. B. Hopfen, Melisse oder Baldrian), verbunden mit einer angenehmen, nicht zu aufregenden Lektüre, kann helfen, Abstand vom Tag zu finden. So wird eine Überleitung in die Ruhephase geschaffen. Umgekehrt tragen aufregende TV-Filme nicht gerade zu sorgloser Bettruhe bei.

▶ Nachts um drei Uhr ist die beste Zeit, um erfolgreich zu grübeln. Zu keinem Moment des Tages erscheinen die Schwierigkeiten größer und unlösbarer. Gleichzeitig sind Sie dabei kaum in der Lage, eingebildete oder reale Probleme tatsächlich zu lösen. Ersparen Sie sich daher dieses sinnlose Brüten. Denken Sie bewusst an Angenehmes oder Nebensächliches, das Sie emotional nicht in Anspruch nimmt. Wenn das nicht gelingt, stehen Sie auf.

▶ Wenn Sie leicht aufwachen, kann es auch einmal am Partner liegen. Lautes Schnarchen ist eine Belastung, unter der vor allem die Zuhörer leiden müssen. Zögern Sie in einem solchen Fall nicht, auch einmal in einem anderen Raum zu schlafen, falls dies in Ihrer Wohnung machbar ist. Das hat nichts mit mangelnder Liebe oder Zuneigung zu tun. Getrenntes Schlafen ist für manche Beziehung überaus segensreich.

▶ Zigaretten sind nicht nur ungesund, sie stören auch den Schlaf. Wenn Sie also schon immer vorhatten, damit aufzuhören, dann dürfen Sie sich über einen zusätzlichen Vorteil freuen.

▶ Wenn all diese Ratschläge nicht helfen, kann man die Einnahme pflanzlicher Wirkstoffe erwägen. Vor allem Baldrian, Hopfen, Melisse und Passionsblume haben sich seit Jahrhunderten bewährt. Sie erzwingen den Schlaf nicht wie ein chemisches Schlafmittel, sondern erhöhen die Bereitschaft, in den erholsamen Schlummer zu sinken. Allerdings ist dabei eines zu beachten: Viele der angebotenen Präparate

Ihr Schlafzimmer sollte Ihren Schlummer wirklich fördern. Ausreichend frische Luft, nicht zu hohe Temperatur, eine angenehm kuschelige Decke und eine rückenfreundliche (nicht zu harte) Matratze sind gute Voraussetzungen für einen gesunden Schlaf. Falls Ihr Schlafzimmer an einer lauten Straße liegt, überlegen Sie, ob nicht vielleicht ein anderes Zimmer besser zum Schlafen geeignet ist.

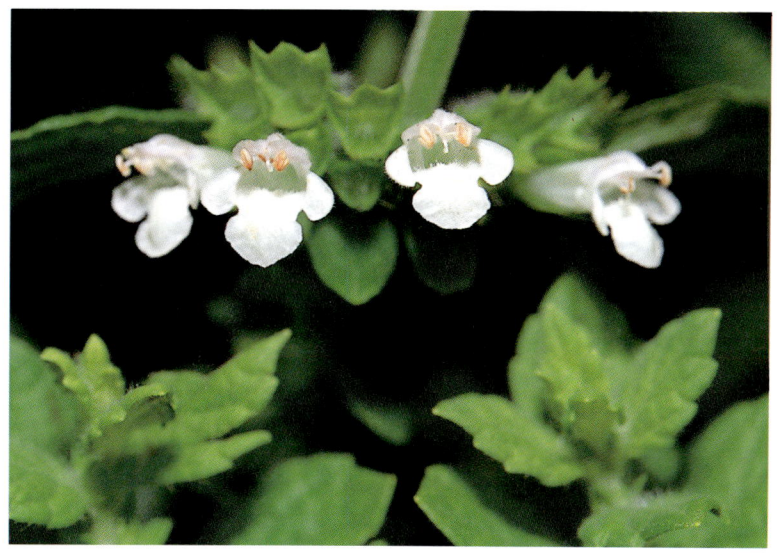

Pflanzliche Produkte wie aus der hier abgebildeten Melisse sind eine echte Alternative zu chemischen Schlafmitteln.

werden deutlich zu niedrig dosiert, bzw. die empfohlene Dosierung ist nicht ausreichend. Beim altbekannten Baldrian sollten Sie etwa zwei bis drei Gramm einnehmen, um eine sichere Wirkung zu erzielen.

Wenn's gar nicht anders geht …

Manchmal gibt es Situationen, da müssen Sie einfach schlafen. Bei solchen Ausnahmen – und nur dann – kann es vertretbar sein, ein chemisches Schlafmittel einzusetzen. Allerdings sollten Sie dies auf einen oder sehr wenige Abende begrenzen. Wenn Sie dann ein Schlafmittel nehmen, sollten Sie auch das richtige verwenden. Für den kurzfristigen Gebrauch eignen sich vor allem Tranquilizer. Das sind Verwandte des bekannten Diazepams (z. B. Valium). Hier gibt es Unterschiede in der Dauer ihrer Wirkung. Am günstigsten sind Substanzen mit mittlerer Wirkungszeit (fünf bis acht Stunden). Solche Schlafmittel sollten Sie nie vorbeugend einnehmen! Nehmen Sie sie erst dann, wenn der Schlaf partout nicht kommen mag. Die Wirkung setzt dann rasch ein. Bis gegen ein Uhr haben Sie Zeit, ein solches Medikament einzunehmen. Am nächsten Morgen ist die Wirkung dann abgeklungen.

Falls Sie zu Schlafmitteln greifen müssen, wenden Sie sich an Ihren Apotheker und lassen sich ausführlich über die Wirkungsweise und die Nebenwirkungen der verschiedenen Mittel beraten. Sie können auf diese Weise das für Sie am besten verträgliche herausfinden.

Der sechste Schritt – die gesunde Ernährung

Wie beschrieben leiden die meisten Fibromyalgiekranken an Beschwerden im Magen-Darm-Trakt. Ganz im Vordergrund steht hier daher eine richtige Ernährungsweise. Es geht darum, den Verdauungskanal mit einer Kost zu versehen, die für ihn bekömmlich ist. Dabei handelt es sich um all die Lebensmittel, die unverändert in der Natur vorkommen: Eine rohe, grobe, vorwiegend vegetarische Kost ist dem menschlichen Organismus am dienlichsten.

Ein träger Darm wird durch Quell- und Ballaststoffe und durch reichliches Trinken von Wasser oder Tee angeregt. Probieren Sie mal die tägliche Einnahme von Leinsamen, in Joghurt verrührt oder mit Saft vermischt; er schmeckt nicht nur angenehm nussig, sondern enthält außerdem viele Mineralstoffe. Weitere Quellmittel sind: Weizen- und Haferkleie, Milchzucker und indischer Flohsamen.

Eine einfache Grundregel

Im Prinzip sollten Sie einfach viel Gemüse, Salat und Vollkornprodukte zu sich nehmen und dabei gleichzeitig Fleisch, Fettes und Süßes reduzieren. Wenn Sie sich auf eine Weise ernähren, wie sie in nebenstehendem Kasten beschrieben ist, dann tun Sie nicht nur Ihrem Magen einen Gefallen, Sie vermeiden so auch viele der schweren Krankheiten unserer Zeit, vom Herzinfarkt bis hin zu vielen Krebsarten.

Leider gibt es bei der naturgemäßen Essensweise ein Problem: Diese gesunde, grobe Kost ist relativ schwer verdaulich. Gerade wenn der Magen gereizt ist, verträgt er die harte Nahrung nur schlecht. Er quält sich eine Weile damit herum und gibt dann die nur halb verdaute Nahrung in den Darm weiter – mit den oben beschriebenen Folgen.

Das Fitnessprogramm für Magen und Darm

Trotzdem überwiegen gegenüber der ungesunden Nahrung die Vorteile: Die faserarme, weiche Nahrung ist für den Darm keine adäquate Herausforderung. Der Verdauungstrakt ist durch die weiche Nahrung unterfordert und wird auf die Dauer immer schlaffer. Wer also das Gefühl hat, mit der gesunden Kost verdauungsmäßig überfordert zu sein, benötigt eine Übergangszeit, die aus einer Schon- und einer Trainingsphase besteht.

Zehn Regeln zur gesunden Ernährung

▶ Der größte Teil der Nahrung sollte pflanzlichen Ursprungs sein: Obst, Gemüse und Salate bilden zusammen mit Getreideprodukten und Kartoffeln die Basis der Ernährung. Die pflanzliche Nahrung soll einen Anteil von mindestens 70 Prozent der gesamten Ernährung einnehmen. Auf diese Weise ist auch die Aufnahme vieler Ballaststoffe gewährleistet, die für die Verdauung so unersetzlich sind.

▶ Rohe, ungekochte Nahrung sollte nicht die Ausnahme, sondern ein fester Bestandteil der Ernährung sein. Nehmen Sie die Hälfte der Pflanzennahrung als Obst und Salat zu sich.

▶ Fleisch ist keine tägliche Nahrung; ein- bis zweimal pro Woche ist genug. Anstelle von Fleisch sind Milchprodukte oder Fisch hervorragende Eiweißspender.

▶ Der Anteil von Fett in der Nahrung soll nicht höher als 20 bis 30 Prozent sein. Tierische Fette sollten so weit wie möglich gemieden und durch pflanzliche Fette wie Oliven- oder Nussöl ersetzt werden.

▶ Je mehr Nahrung sich im Naturzustand befindet, also nicht industriell vorgefertigt ist, desto günstiger ist dies für die Ernährung.

▶ Auf Zucker und zuckerhaltige Nahrungsmittel kann man fast gänzlich verzichten. Achten Sie auch auf die versteckten Zucker in Fertignahrungsmitteln! Als Faustregel gilt: Verwenden Sie nur so viel Zucker wie Salz.

▶ Zwischen den Mahlzeiten müssen ausreichende Pausen liegen – etwa fünf Stunden. Längere Pausen schaden der Gesundheit nicht.

▶ Sauermilchprodukte sind der Vollmilch vorzuziehen.

▶ Wasser und Tee sind ideale Getränke. Auf Limonaden oder Säfte sollte man lieber verzichten.

▶ Gegen Alkohol ist nichts einzuwenden – solange man ihn nur in kleinen Mengen genießt!

Selbst Diabetiker können drei Mahlzeiten zu sich nehmen, wenn sie auf Weißmehlprodukte und Süßes verzichten. Vollkornprodukte und Gemüse werden langsam aufgenommen und erzeugen einen gleichmäßigen Blutzuckerverlauf. Bei der Umstellung muss jedoch engmaschig der Blutzucker kontrolliert werden.

Die Schonphase

▶ In der Schonphase gönnen Sie Ihrem Magen eine kleine Pause. Sie brauchen dazu nicht zu fasten: Sehr bewährt hat sich eine Getreideschonkost. Dabei essen Sie dreimal pro Tag ausschließlich gekochtes Getreide. Sie kaufen also ganzes Getreide (Hafer, Dinkel, Roggen, Weizen usw.) und lassen es relativ fein mahlen. Daraus kochen Sie mit klarer Gemüse-/Fleischbrühe eine Suppe oder einen Brei. Je stärker der Magen gereizt ist, desto länger muss das Essen gekocht werden (Faustregel: 20 Minuten). Auch Haferflocken- oder Kartoffelsuppe ist eine gute Erholungsmöglichkeit für den überforderten Magen.

Dies halten Sie etwa eine Woche lang durch. Nehmen Sie in dieser Zeit wirklich nur diese Kost und keine weitere Nahrung zu sich, vor allen Dingen nichts Süßes, kein Fleisch und nichts Rohes! Am Ende der Woche werden Sie einen deutlichen Unterschied in Ihrem Leib feststellen: weniger Geräusche, weniger Blähungen, dafür aber ein erhöhtes Wohlbefinden. Gleichzeitig werden Sie etwa ein bis zwei Kilogramm abgenommen haben.

> Falls Sie auf Ihren Säure-Basen-Haushalt achten müssen: Die hier empfohlene Schonkost bildet eine sehr ausgewogene Ernährung, die einer Übersäuerung entgegenwirkt.

Die Trainingsphase

▶ Nun schließt sich die Trainingsphase an. Dabei wird der Verdauungstrakt langsam an gröbere Nahrung gewöhnt. Fügen Sie schrittweise Gemüse und Salat dem Getreide bzw. den Kartoffeln hinzu. Es ist ratsam, mit wenig blähenden Sorten wie Karotten, Zucchini, Fenchel usw. zu beginnen. Meiden Sie zunächst Kohl, Kraut und Hülsenfrüchte. Steigern Sie dann den Anteil der rohen und frischen Nahrung. Achten Sie auf Ihren Bauch: Immer wenn es stark rumpelt, dann war die Nahrung unverträglich. Gehen Sie dann wieder einen Schritt zurück, und essen Sie bei der nächsten Mahlzeit nur Gekochtes.

Käse, Sahne und Quark sind nun eine willkommene Abwechslung. Vollkornbrot ist am wenigsten belastend, wenn es fein geschrotet und nicht zu frisch ist. Dagegen wird Knäckebrot fast immer vertragen.

Besonders wichtig ist ein gesundes Frühstück: Gekochtes Getreide oder Haferflocken und Obst sind ausgezeichnet verträglich. Hierbei handelt es sich um nichts anderes als um das altbewährte Porridge, wie es in vielen Ländern morgens gegessen wird.

Verbannen Sie Fleisch- und Wurstwaren noch eine ganze Weile von Ihrem Tisch. Fisch ist eine günstige Alternative. Doch vor allem sollten Sie versuchen, Süßes möglichst ganz zu meiden. Das fällt am Anfang schwer, doch schon nach wenigen Wochen werden Sie kaum noch etwas vermissen. Der gesundheitliche Vorteil ist ganz erheblich.

Etwa drei bis sechs Wochen lang sollte so ein Nahrungsaufbau dauern. In dieser Zeit ist der Verdauungskanal in der Lage, sich auf die gesunde Nahrung einzustellen. Sie sollten danach mit Ihrem Bauch weit weniger Last haben, er wird sich im Gegenteil angenehm ruhig und wohlig anfühlen.

Der siebte Schritt – die Verbesserung der Durchblutung

Fibromyalgiekranke sind verfrorene Zeitgenossen. Sie frösteln bereits, wenn es anderen Menschen noch angenehm warm ist, und leiden an kalten Händen und Füßen. Hintergrund sind wahrscheinlich die beschriebenen Störungen der Mikrozirkulation. Viele der bisherigen Ratschläge und Empfehlungen bringen den Kreislauf schon sehr effektiv in Schwung. Vor allem Sport und gesunde Ernährung fördern den Blutstrom in den kleinen Gefäßen.

Zusätzlich sollten Sie die folgenden Maßnahmen ergreifen.

▶ Reichlich trinken! Zwei bis drei Liter pro Tag sind ein guter Anhaltspunkt. Dadurch wird das Blut verdünnt und fließt leichter durch die Kapillaren.

▶ Falls Sie noch rauchen, sollten Sie bedenken, dass dadurch die Durchblutung massiv eingeschränkt wird.

▶ Verschiedene Pflanzenstoffe können zur Durchblutungsverbesserung sinnvoll eingesetzt werden. Ginkgo biloba und auch Knoblauch haben einen positiven Effekt auf den Blutfluss. Knoblauch können Sie in natürlicher Form zu sich nehmen, wenn Sie keine Angst vor den bekannten geruchlichen Nebenwirkungen haben. Einen Extrakt aus den Blättern des Ginkgobaums gibt es als Kapseln und Lösungen in der Apotheke.

Das haben unsere Großeltern schon gemacht, und die alten Chinesen tun es heute noch: Nach dem Aufstehen das Fenster öffnen (oder noch besser: ins Freie gehen) und erst einmal tief durchatmen. Eine anschließende 15-minütige Übungsreihe, bestehend aus leichten Lockerungs- und Dehnübungen (klassisch: Kniebeugen), bringt Ihren Kreislauf in Schwung, regt Ihre Durchblutung an und bringt Sie fit durch den Tag!

Der achte Schritt –
die Therapie des Lymphödems

Eine Lymphdrainage kann Wunder wirken – jedoch nur, wenn sie von einer Fachkraft ausgeführt wird! Um eine Lymphdrainage vornehmen zu können, muss der Masseur speziell dafür ausgebildet sein, denn gerade bei dieser Art von Massage kann es zu unangenehmen Folgeerscheinungen kommen.

Ein außerordentlich lästiges Symptom für Frauen sind Wassereinlagerungen und Schwellungen, die um die Augen, in Fingern und Sprunggelenken, in Brust und Unterleib auftreten können. Der erste Gedanke, der einem Arzt bei solcher Symptomatik in den Sinn kommt, heißt »wassertreibende Medikamente«. Doch diese helfen nur kurzfristig. Außerdem haben sie einen unerwünschten Nebeneffekt: Sie führen zu einer Eindickung des Blutes. Wirkungsvoller sind andere Wege.

▶ Durch ausreichende Bewegung tun Sie sich auch in dieser Beziehung einen großen Gefallen. Die Lymphbahnen haben keine eigene Pumpe. Sie sind Einbahnstraßen, die von vielen Ventilen durchsetzt sind. Sobald wir uns bewegen, werden die Lymphbahnen zusammengepresst, und der Lymphstrom wird weitertransportiert.

▶ Als zusätzlicher Schritt empfehlen sich Lymphdrainagen. Hierbei handelt es sich um eine sanfte Massagetechnik, bei der die Wassereinlagerungen über die Lymphbahnen ausgestrichen werden. Nach einer derartigen Massage fühlen sich viele Frauen deutlich erleichtert.

Mit homöopathischen und pflanzlichen Medikamenten (siehe Seite 94) lässt sich das Lymphödem wesentlich besser behandeln als mit wassertreibenden Mitteln, die das Blut eindicken.

Gesunde Ernährung für die Lymphe

▶ Alles, was Magen und Darm reizt, schädigt auch den Lymphstrom, da kein Organ so stark mit Lymphbahnen durchsetzt ist wie die innere Oberfläche des Verdauungstrakts. Dementsprechend liegen Sie mit der oben empfohlenen Ernährungsweise genau richtig.

▶ In Zeiten, in denen die Wassereinlagerungen besonders störend sind, sollten Sie Ihren Bauch besonders schonend behandeln. Meiden Sie dann Alkohol, Kaffee und möglichst auch Salz. Legen Sie stattdessen einen Reistag (ohne Salz) ein.

▶ Auch Spargel kann – sofern verfügbar – zur Entwässerung beitragen. Wenn Sie dazu noch einige Tassen Brennnesseltee trinken, werden Sie sich bald sehr viel wohler fühlen.

Der neunte Schritt – welche Medikamente helfen?

Die medikamentöse Therapie steht zu Recht weit hinten in diesem Buch. Bei der Fibromyalgie sind Pillen und Tabletten in ihrer Wirkung leider sehr begrenzt. Es gibt kein Mittel, mit dem die Erkrankung selbst geheilt werden könnte, allenfalls solche, die die Symptome lindern.

Rheumamittel helfen nicht

Mittel, die bei anderen rheumatischen Erkrankungen mit großem Erfolg eingesetzt werden, versagen bei der Fibromyalgie fast vollständig. Ganz besonders gilt das für Kortison. Dieses Wundermittel der modernen Medizin bewirkt bei der Fibromyalgie gar nichts. Nur die Nebenwirkungen stellen sich nach entsprechender Einnahmedauer zuverlässig ein. Auch die meisten Antirheumamittel (z. B. Diclofenac) und Schmerzmittel enttäuschen durch ihre Unwirksamkeit. Selbst stark wirkende Schmerztabletten vom Morphintyp, die sonst nie versagen, bringen keine Erleichterung. Man kann – und das erschwert die Behandlung zusätzlich – kein Medikament nennen, das für alle Patienten gleichermaßen wirksam ist. Manche Kranke sprechen auf ein Präparat hervorragend an, während es für andere völlig wirkungslos ist. Es führt kein Weg daran vorbei: Sie müssen für sich selbst herausfinden, welche Pillen für Sie die besten sind! Allerdings werden Ihnen im Folgenden einige Medikamente genannt, mit denen Sie in Absprache mit Ihrem Arzt am ehesten Erfolgschancen haben werden.

Gut verträglich und bewährt – Schmerzmittel

Am besten von allen Schmerzmitteln hat sich eine einfache und gut verträgliche Substanz bewährt: Parazetamol. Manche Patienten machen auch gute Erfahrungen mit Azetylsalizylsäure, die z. B. als Aspirin bekannt ist. Als Nebenwirkung treten jedoch relativ häufig – vor allem in höheren Dosierungen – Magenbeschwerden auf.

Wenn Sie völlig auf chemische Substanzen verzichten wollen, sollten Sie es einmal mit homöopathischen Heilmitteln versuchen. Sie sind eine echte Alternative zur gängigen Arznei. Natürlich müssen auch sie richtig verordnet und dosiert werden, also sollten Sie sich gut beraten lassen. Vertrauen Sie sich bitte nur seriösen, erfahrenen Heilpraktikern an – leider gibt es allzu viele, die die Gutgläubigkeit ihrer Mitmenschen ausnutzen.

Muskelentspannung aus der Pillendose

Muskelentspannende Medikamente sind eine günstige Alternative zu Rheumamitteln. Sie helfen, die verkrampfte und schmerzhafte Muskulatur zu lockern. Allerdings dürfen Sie auch hier Ihre Erwartung nicht zu hoch spannen. Als alleinige Maßnahme sind sie unzureichend. Ein Nachteil der meisten Präparate ist die damit verbundene Müdigkeit.

Auch Magnesium, vor allem in höherer Dosierung, hat in einigen Fällen eine muskelentspannende Wirkung.

Serotoninpräparate

Eines der wirksamsten medikamentösen Behandlungsverfahren bei der Fibromyalgie sind Medikamente, die den erniedrigten Serotoninspiegel in Blut und Gehirn erhöhen. Die Präparate aus dieser Gruppe fasst man häufig unter dem Begriff »Antidepressiva« zusammen, also Mittel zur Behandlung von Depressionen. Am bekanntesten ist das seit über 30 Jahren gebräuchliche Amitriptylin. Diese Medikamente vermindern die auf Seite 50 beschriebene Wiederaufnahme der zwi-

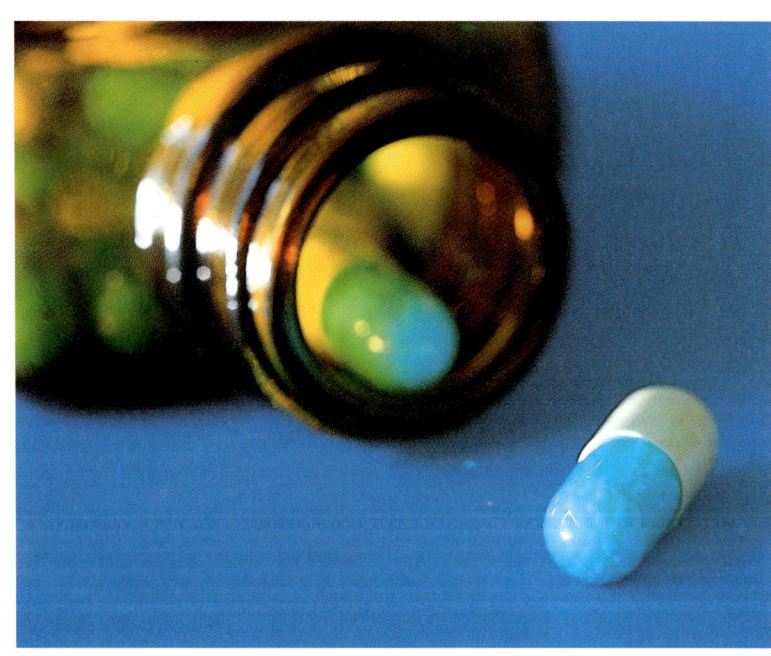

Der Griff zur Pillenflasche ist bei den vielen Begleiterscheinungen der Fibromyalgie nur allzu verständlich. Doch auf diese Weise lassen sich allenfalls Symptome lindern – ein Heilmittel gegen die Krankheit selbst gibt es noch nicht.

schen zwei Nerven freigesetzten Serotoninmoleküle; sie stehen damit dem Organismus länger und in größerer Anzahl zur Verfügung. Als positive Nebenwirkung fördern sie den erholsamen Schlaf und mindern depressive Stimmungen.

Risiken und Nebenwirkungen

Die negativen Nebenwirkungen (siehe Randspalte) halten sich angesichts der niedrigen Dosierung meist im Rahmen. Die anfängliche Müdigkeit am Morgen verliert sich innerhalb weniger Wochen. Wie alle Medikamente aus dieser Gruppe sollte Amitriptylin nicht zusammen mit Alkohol und Schlafmitteln genommen werden. Auch bei erhöhtem Augeninnendruck (Glaukom, grüner Star), Herzrhythmusstörungen und Problemen mit dem Wasserlassen muss man auf das Präparat verzichten. Nicht alle Patienten erreichen mit Amitriptylin eine Verbesserung der Beschwerden. Bei einigen Patienten wirkt es besser, wenn es mit anderen Medikamenten (z.B. Schmerzmitteln) kombiniert wird. Doch das sind Fragen, die Sie zusammen mit einem erfahrenen Arzt klären sollten.

Als Nebenwirkungen können u.a. folgende Symptome auftreten:
▶ Müdigkeit (erwünscht!)
▶ Schwindel
▶ Mundtrockenheit
▶ Verstopfung
▶ Sehstörungen
▶ Kreislaufbeschwerden

Lokalanästhetika – örtlich betäubt

Ein ganz anderer Therapieansatz ist die Behandlung mit örtlichen Betäubungsmitteln. Solche Substanzen werden etwa bei kleineren chirurgischen Eingriffen verwendet. Bei der Fibromyalgie spritzt man die Betäubungsmittel in den Muskel-Sehnen-Übergang. Damit erreicht man oft einen sehr schnellen Erfolg und ein promptes Nachlassen der Schmerzen. Nebenwirkungen treten im Allgemeinen bei dem gut verträglichen Verfahren nicht auf.

Leider gibt es zwei Einschränkungen: Wenn die Schmerzen überall sitzen, kann man nicht jeden einzelnen Muskel-Sehnen-Übergang behandeln. Das würden selbst hartgesottene Zeitgenossen nicht mitmachen. Zum anderen hält die Wirkung nicht immer lange an, Stunden oder Tage später treten die Schmerzen erneut auf. Nach erneuter Behandlung können aber die schmerzfreien Intervalle länger werden.

Einreibemittel

Ob äußerlich angewendete Salbe, Rheumamittel oder wärmende Pflaster einen Einfluss auf das Krankheitsgeschehen haben, ist zweifelhaft. Die meisten Patienten haben damit keinen großen Erfolg. Eine Substanz sei jedoch erwähnt. Es ist das Kapsaizin, der Stoff, der den Cayennepfeffer so scharf macht. Wenn man es auf die Haut aufträgt, kommt es zu einer Beeinflussung der sogenannten Substanz P in den Nervenendigungen und damit zu einem Nachlassen von Schmerzen. Für den Dauergebrauch ist Kapsaizin allerdings nicht geeignet.

Naturheilkundliche Therapieverfahren

▶ Guaifenesin. In den USA wird in der letzten Zeit viel von Guaifenesin gesprochen. Besonders einige Selbsthilfegruppen setzen auf dieses Medikament, das hier zu Lande als Hustenmittel eingesetzt wird. An Nebenwirkungen können vor allem Magen-Darm-Störungen und allergische Reaktionen auftreten.

▶ Vitamine. Wenn Sie obigen Empfehlungen zur gesunden Ernährung folgen, werden Sie sicherlich eine ausreichende Vitaminversorgung haben. Mangelerscheinungen werden dann nicht auftreten.

Eine der wichtigen Aufgaben der Vitamine ist die Ausschaltung von sogenannten freien Radikalen. Das sind Substanzen, die im Körper durch die natürliche Verbrennung der Nahrung oder durch UV-Licht, Strahlung und Umwelteinflüsse entstehen. Diese ungeheuer reaktionsfreudigen Radikale greifen Zellen an und können zu Schäden und frühzeitiger Alterung führen.

Der Körper ist diesen Angriffen nicht hilflos ausgeliefert, sondern besitzt ein spezielles Abwehrsystem, das die Attacken kontern kann. Allerdings werden dazu Vitamine (z. B. Vitamin E) und Spurenelemente wie Selen benötigt. Es liegt daher nahe, die schützenden Vitamine zusätzlich einzunehmen, um den Körper in seiner Abwehrleistung zu unterstützen. Vor allem gilt dies, wenn das Abwehrsystem überfordert ist, wie es bei der Fibromyalgie häufig der Fall ist. Allerdings ist es umstritten, ob man Vitamine auf Dauer und in hohen Dosierungen ein-

In den USA werden häufig Substanzen wie Melatonin, DHEA, Carnitin, Hormone und Antibiotika empfohlen. Auch wenn einige dort nicht verschreibungspflichtig sind, können sie durchaus Nebenwirkungen haben. Besprechen Sie sich mit Ihrem Arzt, bevor Sie etwas einnehmen.

nehmen sollte. Wenn Sie ein Vitaminpräparat einnehmen möchten, sollte es möglichst folgende Vitamine enthalten: Vitamin-B-Komplex, Vitamin C, Vitamin E, Beta-Karotin und Selen.

Nicht alle schützenden Hilfsstoffe lassen sich als Pillen schlucken. In Gemüsen und Salaten finden sich unzählige weitere Stoffe (z.B. Flavonoide, pflanzliche Phenole), die einen ähnlichen Effekt wie die Vitamine aufweisen. Vitamintabletten sind also kein Ersatz für eine bewusste Ernährung!

▶ Pflanzliche Medikamente. Verschiedene pflanzliche Präparate können bei der Behandlung der Fibromyalgie sinnvoll eingesetzt werden. Pfefferminzöl (Rollstifte mit Pfefferminzöl gibt es in der Apotheke) ist überaus wirksam gegen Kopfschmerzen und Migräne. Man reibt es im Schläfenbereich ein oder gibt einen Tropfen in die Nase. Gegen die vielfältigen Magen-Darm-Beschwerden können Tees eingenommen werden. Pfefferminz, Fenchel, Kamille, Wermut und Tausendgüldenkraut haben sich besonders bewährt. Die bitteren Teesorten schmecken zwar nicht gut, doch Ihr Magen freut sich darüber. Ein anderes pflanzliches Medikament, das gelegentlich empfohlen wird, ist Weihrauch, das eine stark entzündungshemmende Wirkung hat.

▶ Homöopathische Medikamente. Auch homöopathische Präparate können eine günstige Wirkung bei der Fibromyalgie entfalten. Ihre Auswahl richtet sich nach dem jeweiligen Beschwerdebild.

Der zehnte Schritt – die Psychotherapie

Die Fibromyalgie ist keine seelisch bedingte Erkrankung. Dementsprechend kann man sie nicht ausschließlich mit psychotherapeutischen Verfahren heilen. Auf der anderen Seite spielen seelische Faktoren bei der Entstehung und im Verlauf der Fibromyalgie in der Regel eine wichtige Rolle. Deshalb ist es notwendig, auch die emotionalen Aspekte der Erkrankung zu berücksichtigen.

Nicht jeder Fibromyalgiepatient braucht deswegen gleich seinen eigenen Psychiater oder Psychotherapeuten. Jede wesentliche Änderung des Verhaltens, ein intensives Gespräch mit Freunden oder ein schö-

Falls Sie Aromatherapie schätzen, sollten Sie es einmal mit Basilikum, Kamille, Lavendel oder Zypresse versuchen. Diese Öle sollen sich auf das Krankheitsbild der Fibromyalgie günstig auswirken.

ner Urlaub kann psychotherapeutisch wirksam sein. Es geht in erster Linie darum, dass Sie auf Ihre eigenen seelischen Bedürfnisse im Rahmen der Erkrankung Rücksicht nehmen, dass Sie zu einem entspannten, toleranten und ehrlichen Umgang mit sich selbst finden.

Der Umgang mit der eigenen Person

Mit keinem Menschen sind Sie so oft zusammen wie mit sich selbst. Falls Sie unter einer Fibromyalgie zu leiden haben, dann geht es Ihnen nicht sonderlich gut, und Sie haben es verdient, rücksichtsvoll behandelt zu werden.

Es sich selbst gut gehen lassen, das bedeutet für schmerzgeplagte Menschen oft körperliche Schonung, gutes Essen und Trinken. Doch das ist leider das Verkehrte: Süßes, Fettes und Alkohol machen die Krankheit auf Dauer schlimmer. Ebenso verschlechtern sich langfristig die Beschwerden, wenn man auf Bewegung verzichtet. Vieles, was bei der Krankheit hilft, ist anstrengend und bedeutet auch Verzicht. Doch wie kann man den leisten, wenn das Allgemeinbefinden sowieso schon reduziert ist?

Kleine Belohnungen, kleine Rücksichten

Der wichtigste Schritt: Entdecken Sie neue Wege, sich selbst zu belohnen und auf sich selbst Rücksicht zu nehmen. Im Einzelnen könnten das Dinge wie die folgenden sein:

▶ Nicht alles auf einmal und unter Zeitdruck erledigen
▶ Auf jede Anspannung eine Entspannung folgen lassen
▶ Die eigene Zeit gut planen, z. B. Aufgabenlisten führen
▶ Überlegen, wann die beste Zeit für welche Aufgabe ist
▶ Die eigenen Grenzen akzeptieren
▶ Frühzeichen der Überforderung erkennen, Pausen einlegen
▶ Nein sagen lernen
▶ Sich selbst ablenken, wenn etwas nicht funktioniert
▶ Zu sich selbst genauso rücksichtsvoll sein, wie man es anderen Menschen gegenüber ist

---

Es ist doch schon ein Genuss, eine Mahlzeit in aller Ruhe genießen zu können! Wenn Sie Ihren Speiseplan nun auch schon umstellen mussten – Sie glauben gar nicht, wie köstlich eine gesunde Ernährung sein kann! Gehen Sie mal in ein vegetarisches Restaurant: Es erwartet Sie eine Vielfalt feinster Gourmetgerichte, die Ihren Gaumen verwöhnen. Vielleicht finden Sie auch in Ihrem Stammrestaurant Gerichte, die einer ausgewogenen Ernährung entsprechen.

Tagebuch der schönen Dinge

▶ Folgendes Vorgehen hat sich sehr bewährt: Legen Sie sich ein kleines Tagebuch zu. Nehmen Sie sich einmal am Tag einige Minuten Zeit, und lassen Sie die letzten 24 Stunden Revue passieren. Überlegen Sie, was Ihnen in diesem Zeitraum gut getan hat. Was waren die besten Momente? Wann haben Sie sich relativ wohl gefühlt? Wann hatten Sie wenige oder gar keine Beschwerden? Wann haben Sie Ihre Krankheit vergessen?

▶ Notieren Sie sich diese Ereignisse. In der Mehrzahl der Fälle wird das nichts Großes sein. Der Alltag ist eine Aufeinanderfolge von Kleinigkeiten. Doch in der Summe machen diese Unbedeutsamkeiten das Leben aus! Beispielsweise könnten Sie sich notieren, dass Sie jemand auf der Straße freundlich angesehen hat, Sie zwei Minuten ausgeruht haben, Sie sich gewehrt haben, als sich jemand in der Schlange vorgedrängt hat …

▶ Das schriftliche Festhalten ist wesentlich. Vor allem: Schreiben Sie nur die guten Ereignisse auf! Die meisten Menschen neigen dazu, diese rasch zu vergessen. Die schlechten Momente bleiben dafür umso besser im Gedächtnis haften. »Aus Schaden wird man klug«, so sagt das Sprichwort. Doch das ist nur für einmalige Ereignisse wahr. Wenn sich Schmerzen jeden Tag wiederholen, wird man dadurch in keiner Weise schlauer. Dagegen lohnt es sich sehr, auf alle Momente zu achten, in denen die Krankheit erträglicher ist. In diesen Augenblicken muss zweifellos etwas gewesen sein, was Ihnen gut getan hat! Das gilt es herauszufinden und zu nützen.

▶ Wenn Sie also über einige Wochen Buch geführt haben, werden Sie eine bis dahin unbekannte Seite von sich selbst entdecken. Sie werden eine kleine Sammlung Ihrer starken Seiten, von Tips und Tricks gegen die Krankheit erwerben. Wenn es Ihnen dann einmal nicht so gut geht, blättern Sie in Ihren Aufzeichnungen. Was hat mir denn früher einmal gut getan? Wie könnte ich mir jetzt am besten selbst helfen? Schließlich werden Sie bemerken, Ihr Selbstbewusstsein nimmt auf diese Weise zu!

Haben Sie nicht auch als Teenager Tagebuch geführt? Denken Sie zurück: War dieses kleine Büchlein nicht der intimste Freund, dem Sie die geheimsten Wünsche, Träume, aber auch die Ängste und Kummer anvertraut haben? Die Wahrnehmung Ihrer Umwelt, der Rolle, die Sie darin gespielt haben, konnten Sie durch regelmäßiges Aufschreiben doch viel besser und bewusster überdenken! Dies funktioniert auch heute noch, Sie müssen sich nur Zeit dafür nehmen.

Kontakte suchen

Die meisten Fibromyalgiepatienten glauben, dass sie allein von den rätselhaften Symptomen betroffen sind. Der Kontakt mit Leidensgenossen ist daher für die meisten Kranken eine sehr große Entlastung und praktische Hilfe.

Suchen Sie also das Gespräch mit Menschen, die gleichfalls an Fibromyalgie leiden. Sie werden feststellen, dass Sie mit Ihren Beschwerden nicht allein sind. Diese Erfahrung ist von unschätzbarer Bedeutung. Gleichzeitig können Sie von dem Wissen profitieren, das andere im Umgang mit der Erkrankung schon gesammelt haben: nützliche Adressen in Ihrer Nähe, praktische Hilfen, Erfahrungen im Umgang mit Ärzten, Krankenhäusern, Krankenkassen, Krankengymnasten, Masseuren usw.

> In vielen Städten gibt es bereits Selbsthilfegruppen. Fast jede Woche kommen neue hinzu. Wenn Sie sich erkundigen wollen, wo Ihre nächsten Ansprechpartner sind, rufen Sie bei einer der Selbsthilfezentralen an. Die Adressen finden Sie ab Seite 93.

Fibromyalgie und Partnerschaft

Jede Krankheit bedeutet eine Beeinträchtigung der Partnerschaft. Entfernteren Personen gegenüber kann man eine Krankheit schon mal überspielen – der Partner dagegen bekommt die Beschwerden hautnah mit. Neben der eigenen Person ist er am meisten davon betroffen. Ehepartner oder Ehepartnerin, Freundin oder Freund, Eltern, Kinder, Geschwister leiden zwangsläufig mit.

Belastungen und Schuldgefühle

Bereits eine 14-tägige Erkältung kann Auswirkungen auf eine Partnerschaft haben. Eine monate- oder jahrelange Krankheit ist eine der schwersten Belastungen, die eine Beziehung zu verkraften hat. Es ist fast so, als ob die Krankheit als unerwünschte und unsichtbare Person mit im Haushalt leben würde.

In den meisten Fällen leidet der Erkrankte dann unter Schuldgefühlen. Doch auch der Partner gerät in eine schwierige emotionale Lage. Er bemüht sich, zu unterstützen und zu helfen, wo es nur geht. Doch seine Bestrebungen verlaufen bei der Fibromyalgie im Sand. Das erzeugt Enttäuschung, Ärger und einen verdeckten inneren Vorwurf. Da ein

Fibromyalgiekranker nichts für seine Krankheit kann, bekommt möglicherweise der Lebenspartner selbst irgendwann Schuldgefühle, weil er so wenig helfend eingreifen kann. So sind schließlich beide in gegenseitigen Vorwürfen und Schuldgefühlen verstrickt. Darunter leiden die Lebensfreude und die Beziehungsqualität. Gefühle erkalten, und zur Krankheit kommt nun auch noch eine Beeinträchtigung der Partnerschaft hinzu.

Jetzt ist besondere Aufmerksamkeit nötig

Angesichts der schweren Dauerbelastung braucht die Paarbeziehung eine besondere Pflege. Vielleicht ist das für Sie ein nicht vertrauter Gedanke. Eine gute Beziehung funktioniert oft viele Jahre, ohne dass sich die Partner darüber Gedanken machen. Es scheint wie im Märchen zu sein: Hat man nur den Richtigen oder die Richtige gefunden, dann bleiben sie glücklich bis an das Ende ihrer Tage. Doch die Wirklichkeit ist meist anders. Mangels gegenseitiger Aufmerksamkeit schleifen sich alltägliche Handlungen immer mehr ein, und irgendwann stellt man fest, dass der alte Zauber verflogen ist, ohne dass man es gemerkt hat. Beziehungspflege bedeutet also, die Partnerschaft bewusst lebendig und attraktiv zu halten, besonders wenn sie unter einer schweren äußeren Belastung steht.

> Eine Lebensänderung oder gar eine Lebensumstellung ist nicht allein zu bewerkstelligen, wenn Sie in einer Beziehung leben. Sprechen Sie mit Ihrem Partner offen und ehrlich über Ihre Gedanken, Wünsche und natürlich auch über Ihren Gesundheitszustand. Nur durch gemeinsame Gespräche und gegenseitiges Verständnis kann eine Partnerschaft in schwierigen Lebenssituationen überleben und gestärkt daraus hervorgehen.

Partnerschaft braucht Pflege

▶ Eine Paarbeziehung will gepflegt, will »gewartet« sein, wie ein Auto. Ein gutes Fahrzeug kommt eine ganze Weile ohne Wartung aus. Irgendwann aber, besonders nach stärkerer Beanspruchung, braucht es Inspektionen, es muss gepflegt und eventuell repariert werden, damit es weiterhin gut funktioniert.

▶ Niemand würde auf den Gedanken kommen, von seinem Auto zu verlangen, es müsse ohne Treibstoff, Öl und Wartung jahrelang laufen. Doch bei einer Liebesbeziehung zwischen zwei Menschen scheint manchmal der Glaube zu bestehen, eine Pflege dieser Beziehung sei nicht notwendig, solange man sich nur richtig liebt.

Wie einst im Mai

Wie so ein liebevoller Umgang miteinander auszusehen hat, dafür gibt es selbstverständlich kein Patentrezept. Jedes Paar hat seine eigenen Bedürfnisse und kann in den unterschiedlichsten Situationen wieder auftanken. Ein schönes Modell für das gute Gestalten einer Beziehung ist die Zeit, in der sich zwei Menschen kennen und lieben lernen. Alles, was sie in dieser Lebensphase unternehmen, dient letztendlich der Beziehungsförderung. Denken Sie einmal an die Zeit zurück, in der Sie Ihren Partner, Ihre Partnerin kennen gelernt haben.

> Das alltägliche Leben ist eine harte Prüfung für die Liebe. Ein respektvoller, liebevoller Umgang mit dem Partner und Toleranz gegenüber seinen Wünschen und Vorstellungen sind die Grundvoraussetzungen für die Überwindung des Banalen im Beziehungsalltag. Dann kann Laotses Satz »Das Allerzarteste überwindet das Allerhärteste« Wirklichkeit werden.

Schmetterlinge im Bauch …

Häufig ist es so: Man denkt lange zuvor an das gemeinsame Treffen, bereitet sich innerlich darauf vor, ist konzentriert bis hin zur Nervosität, man zieht sich vorteilhaft an, trifft sich an einem angenehmen Ort und bringt ein kleines Geschenk mit. Beim Treffen geht es heiter zu, man lacht viel, belastet den anderen nicht mit Problemen, schmiedet Pläne für eine attraktive Zukunft usw.

… und der schnöde Alltag

Die Alltagsrealität viele Jahre später steht oft im denkbar schärfsten Kontrast dazu. Wenn sich das Paar nun trifft, ist es meist Abend, wenn beide ziemlich erschöpft sind. Das ist keineswegs der Moment, in dem sie sich in ihrer besten Verfassung befinden. Meist belasten sich die Partner dann mit tausend Alltagssorgen und suchen Bestätigung und Verständnis bei dem jeweils anderen. Missverständnisse und Streitigkeiten sind die Folge.

Um einer Beziehung wieder zu mehr Leben zu verhelfen, muss man sich nicht wie ein frisch verliebtes Paar verhalten. Kleinigkeiten genügen bereits.

Einer der wichtigsten Schritte ist, den Partner anzuerkennen. Das bedeutet für den Gesunden, die Schwierigkeiten und die beständige Mühe des Kranken wahrzunehmen, zu würdigen und Mitgefühl zu zeigen. Das bedeutet nicht, dass der Gesunde verpflichtet ist, immer selbst tätig zu werden. Bei der Fibromyalgie wäre das ein sehr frustrierendes Unterfangen. Gerade engagierte Lebenspartner können nur schwer ertragen, dass sie selbst so wenig helfen können. Leider führt der gute Wille oft zu einem Aktionismus (»Tu dies, tu das«), bei dem Kranke zu verschiedenen Maßnahmen gedrängt werden, die sich als wirkungslos erweisen. Das belastet die Beziehung.

Gegenseitige Anerkennung

Lebenspartner können meist nur in sehr begrenztem Umfang Therapeuten sein. Wenn sie jedoch akzeptieren, dass sie gegen die Krankheit nur wenig ausrichten können, und trotzdem Mitgefühl zeigen, dann ist dies für die Kranken eine wirkliche Hilfe. In einzelnen Bereichen (z. B. schwere Kisten tragen, eine Massage am Abend geben) ist natürlich konkrete Hilfe möglich.

Auch die Kranken können ihren Partner anerkennen, etwa für die Tatsache, dass sie es nicht einfach haben, mit einem kranken Menschen zu leben. Aber auch hier gilt: Die Kranken müssen sich nicht für die Krankheit entschuldigen. Schließlich können sie nichts dafür.

Trotz der Krankheit sollten Sie versuchen, das gemeinsame Leben attraktiv und lebendig zu halten. Beispiele hierfür sind:

▶ Sich kleine (!) Geschenke machen
▶ Kochen und sich ein festliches Essen bereiten
▶ Gemeinsam im Garten tätig sein
▶ Gemeinsam ein Restaurant besuchen
▶ In die Sauna oder ins Schwimmbad gehen
▶ Fahrrad fahren oder spazieren gehen
▶ Ein Picknick machen
▶ Dem Partner/der Partnerin einen netten Brief schreiben
▶ Ein Kino oder Konzert besuchen
▶ Ein Brett- oder Kartenspiel spielen
▶ Das gleiche Buch lesen und darüber reden
▶ Gemeinsam Pläne schmieden
▶ Ein Wochenende gemeinsam verreisen

Jede Krankheit heilt schneller, wenn der Kranke Zuwendung, Pflege und Geduld erfährt. Für den Partner und die Familienangehörigen kann das manchmal auch anstrengend sein, aber die Aussicht auf eine schnellere Heilung lässt doch viele Mühen vergessen!

Fibromyalgie und Sexualität

Wer Zahnschmerzen hat, schreibt keine Liebesbriefe. Diese Tatsache ist den meisten Menschen selbstverständlich. Doch ein Loch im Zahn lässt sich leicht beheben. Bei der Fibromyalgie ist das anders. Die Schmerzen dauern oft lange, und von außen ist kein Defekt sichtbar.

In der Regel leiden Frauen unter einer Fibromyalgie und müssen ihren Männern verständlich machen, dass ihnen unter diesen Umständen nicht nach Zärtlichkeiten oder Sexualität zumute ist. Für Männer ist es oft schwer, dies nicht als persönliche Zurückweisung zu begreifen. Sie gewinnen den Eindruck, ihre Frau suche immer neue Ausflüchte, um einem intimen Kontakt aus dem Weg zu gehen. Je mehr sie dann die Partnerin bedrängen, desto mehr fühlt sie sich überfordert und zieht sich zurück. Hinzu kommt die Tatsache, dass es bei der Einnahme von Serotoninwiederaufnahmehemmern zu einem Nachlassen des sexuellen Verlangens kommen kann. So wird dann ein umbeschwerter sexueller Kontakt immer seltener.

> Als wichtigste Grundregel gilt: Reden Sie über das Thema. Sexualität darf keine »heilige Kuh« sein! Haben Sie auch keine Hemmungen, sich zu informieren. Es gibt sehr viel gute Literatur zu diesem Thema.

Sex ohne Stress

▶ Es gibt gute und schlechte Zeiten für Sex. Wenn Sie sich abends völlig zerschlagen fühlen, werden Sie garantiert keine Lust darauf empfinden. Andere Zeiten (morgens früh, mittags) sind manchmal sehr viel lustfreundlicher!

▶ Bereiten Sie sich gemeinsam innerlich und äußerlich auf die Zärtlichkeit vor: ein warmes Bad allein oder zu zweit, Kerzen, schöne Musik, eine Massage …

▶ Sexualität ist bei weitem mehr als nur Verkehr. Versuchen Sie nicht, einen Orgasmus zu erzwingen. Wenn Ihnen der Verkehr unangenehm ist oder Schmerzen bereitet, vereinbaren Sie mit Ihrem Partner, einmal darauf zu verzichten, und genießen Sie dafür andere Formen der Zärtlichkeit.

▶ Wie genussvolles Essen lebt Sexualität auch von der Abwechslung. Eine andere Umgebung, andere Stellungen oder Varianten des schon Vertrauten schaffen neue Spannung.

Trotz dieser Schwierigkeiten brauchen betroffene Paare nicht auf befriedigende Sexualität zu verzichten. Beide Partner sollten wissen, dass ihr Problem in erster Linie durch die Krankheit selbst bedingt ist. Der kranke Partner hat in der Regel nicht das Interesse am Sex verloren, sondern ist lediglich phasenweise durch die Erkrankung beeinträchtigt. Wenn Sie selbst an Fibromyalgie leiden sollten, versuchen Sie, Ihrem Partner dies zu verdeutlichen.

Psychotherapeutische Hilfe

Psychotherapie im engeren Sinn, also Gespräche mit einem ausgebildeten Fachmann, kann eine große Hilfe sein. Das gilt besonders dann, wenn der Betreffende sich mit dem Krankheitsbild auskennt. Im Dialog mit dem Therapeuten ist es möglich, die seelischen Anteile der Fibromyalgie zu bearbeiten. Persönliche Empfindsamkeiten können erkannt, übertriebene Anspannungen beseitigt werden; übersteigertes Verantwortungsgefühl kann abgebaut und neues Selbstbewusstsein erlangt werden. So verbessert sich nicht nur die Stimmungslage, auch die Schmerzen werden dadurch erträglicher.

Nicht nur Frauen sind bei Fibromyalgie von der Einschränkung der Libido betroffen. Wenn Männer unter dieser Krankheit leiden, dann berichten sie gleichermaßen über ein Nachlassen der Potenz, das bis zu einem völligen Unvermögen zum Verkehr gehen kann.

Den Therapeuten sorgfältig auswählen

Doch leider ist das nicht immer so. Fibromyalgiepatienten machen manchmal auch schlechte Erfahrungen mit den Seelenspezialisten. Wenn ein Psychotherapeut das Krankheitsbild nicht kennt, wird er dazu neigen, alle Beschwerden auf die Psyche zurückzuführen. Dann werden die Gespräche mühsam, der Patient fühlt sich nicht verstanden. Häufig hat der Kranke dann den Eindruck, der Therapeut wolle ihm die Einsicht geradezu aufdrängen, dass etwas mit ihm nicht stimme. Diese Art der Behandlung führt eher zur Verschlechterung des Krankheitsbildes, da sie den Patienten noch mehr seines Selbstbewusstseins beraubt. Wenn Sie also eine Psychotherapie beginnen möchten, lassen Sie sich bei der Auswahl des Therapeuten ein wenig Zeit. Es ist durchaus üblich, mehrere Vorgespräche zu führen, bis Sie glauben, die richtige Person gefunden zu haben.

Wie geht es weiter?

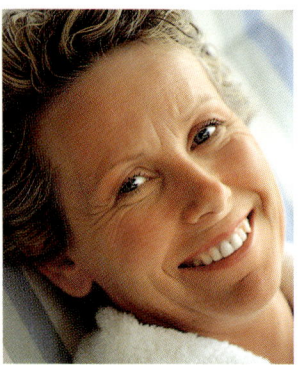

Ein erfülltes Leben ist möglich!

Die Fibromyalgie ist – und wird es vorerst bleiben – ein Krankheitsbild mit vielen ungelösten Fragen. Es wird viel geforscht, und viele neue Ergebnisse sind in den nächsten Jahren zu erwarten: neue Behandlungsverfahren, Medikamente usw. Es gibt kein Patentrezept, das bei allen Patienten gleichermaßen wirksam ist. Jeder Betroffene muss seinen persönlichen Weg finden.

Selbsthilfe ist die beste Hilfe

Denn wichtig für Erkrankte ist vor allem eines: Der beste Arzt sind Sie selbst! Sie selbst können am meisten zu Ihrer eigenen Gesundheit beitragen. Nehmen Sie die Herausforderung der Erkrankung an, und nehmen Sie Ihr Schicksal in die eigene Hand!

Fibromyalgie und Erwerbsminderung

Wenn die Beschwerden nicht besser werden, setzen viele Menschen alle Hoffnung auf eine vorzeitige Berentung. Doch Vorsicht: Die Rente allein macht die Beschwerden nicht besser. Viel wichtiger ist eine konsequente Behandlung, durch die man in aller Regel eine Besserung erzielen kann.

Angesichts der jahrelangen Beschwerden haben viele Betroffene das Bedürfnis einer offiziellen Anerkennung ihrer Krankheit. Die Fibromyalgie ist eine »echte« Krankheit und wird im internationalen Krankheitsschlüssel unter der Nummer M 79.0 aufgeführt. Bei erheblichen Beschwerden kann man beim Versorgungsamt einen Antrag auf Schwerbehinderung (neuerdings »GdB« – Grad der Behinderung) stellen, was einen erhöhten Kündigungsschutz und steuerliche Vorteile nach sich zieht.

Seit 1996 ist die Fibromyalgie in den Anhaltspunkten für die Gutachtertätigkeit ausdrücklich erwähnt. Allerdings gibt es keinen festen Prozentsatz der GdB für diese Erkrankung. Man ist auf Vergleiche mit anderen Krankheiten – z.B. entzündlichen rheumatischen Erkrankungen – angewiesen. Prozentsätze von 10 bis 50 Prozent GdB sind je nach Befund möglich. Da die Versorgungsämter nach Aktenlage entscheiden, hängt der Ausgang sehr von den eingereichten Unterlagen ab. Günstig ist es, wenn in der Bescheinigung nicht nur die Diagnose steht, sondern möglichst konkret auf das Ausmaß der Einschränkungen und Beschwerden eingegangen wird. Auch sollten alle bisherigen Behandlungen, Medikamente, Kur- oder Krankenhausaufenthalte detailliert aufgeführt sein. Nur so kann sich der Gutachter ein Bild von der Krankheit machen.

Internet

Das Internet ist eine äußerst wertvolle Quelle für Informationen rund um das Thema »Fibromyalgie«. Falls Sie einen Zugang zu diesem Informationsmedium haben, können Sie hier sehr viel Material finden. Unter www.weiss.de und www.fibromyalgie.de finden Sie alles über das Thema »Fibromyalgie«.

Neue wissenschaftliche Erkenntnisse, Termine, Kontakte, Adressen, Selbsthilfegruppen, Hilfsmittel, Medikamente und vor allem neue Therapieverfahren sind hier ausführlich dargestellt. Hier haben Sie auch die Möglichkeit, Fragen zu stellen und in Kontakt mit Betroffenen zu kommen.

Internetadresse
Wenn Sie selbst keinen Zugang zum Internet haben, bitten Sie einen Bekannten mit Ihnen auf die Seiten www.weiss.de oder www.fibromyalgie.de zu sehen. Bei Fragen senden Sie ein e-mail an info@weiss.de.

Adressen von Selbsthilfegruppen

Selbsthilfegruppen in Deutschland

▶ Deutsche Fibromyalgie Vereinigung (DFV) e.V., Bundesgeschäftsstelle, Postfach 1308, 71536 Murrhardt. Tel. 0 71 92/90 05 72, Fax 0 71 92/90 05 73, e-mail: Fibro-Rheuma-Selbsthilfe@t-online.de
▶ Deutsche Rheuma Liga Bundesverband e.V.,
Rheinallee 69, 55173 Bonn
Tel. 02 28/9 57 50-0, Fax 02 28/9 57 50-20
▶ Fatigatio e.V., Förderverein für CFS-/CFIDS-/ME-Erkrankte,
Postfach 410261, 53024 Bonn
Tel. 02 28/66 02 33, Fax 02 28/66 06 87

Selbsthilfegruppen weltweit

Australien
Australian Fibromyalgia
Association
PO Box 72, Strathpine 4500
Queensland

Belgien
Vlaamse Liga voor
Fibromyalgie-Patienten
Kapelstraat 131
2627 Schelle

Canada
Association de la Fibromyosite
du Quebec
643 Notre-Dame Bureau 200
Repentigny, PQ J6A 2V7

Fibromyalgia Association
of British Columbia
Box 15455, Vancouver
BC V6B 5B2

Dänemark
Dansk Fibromyalgi-Forening
c/o Birte Legarth
Roskildevey 42B
2000 Frederiksberg

Frankreich
AF-S Association des
Fibromyalgigues SPID

26, Rue Ernest Renan
76600 Le Havre

Großbritannien
Fibromyalgia Association UK
8 Rochester Grove
Hazel Grove
Stockport, Cheshire SK7 4JD

New Zealand
Norther Regional
Health Authority
91-95 Mt Eden Road
Privat Bag 92522
Wellesley Street

Niederlande
FES Nationale
Vereniging voor
Fibromyalgiepatienten
PO Box 20, 9663 PN Pekele

Norwegen
Norsk Fibrositt Forbund
Oksenøystien 4, 1324 Lysaker

Österreich
Österreichische Rheumaliga
Ketzergasse 200
A–1235 Wien
Tel. 00 43-1/8 69 19 44

Schweden
RMF Riksföreningen mot
Fibromyalgi

Box 28
S-73121 Köpingen

Schweiz
Fibromyalgie Selbsthilfe Zürich
Freie Strasse 11
CH-8952 Schlieren
Tel./Fax 00 41-1-730 69 42

Spanien
Grupa de Ayda Mutua
de Fibromialgia
Lire
CID, 41-28001
Madrid

USA
Fibromyalgia Association of
Greater Washington
13203 Valley Dr.
Woodbridge, Virginia
22191-1531
www.fmagw.org

Medikamentenhinweis

Biolymphosan Tropfen und
Zäpfchen (ungeschützter Eigen-
name) bei Lymphstau

Info über:
Universum Apotheke
Mannheim, Tel. 06 21-1 44 00

Über den Autor

Dr. med. Thomas Weiss ist Facharzt für Allgemeinmedizin, Naturheilverfahren, Umweltmedizin, Psychiatrie und Psychotherapie. Er widmet sich vor allem der ganzheitlichen Behandlung chronisch kranker Patienten. Wenn Sie noch Fragen zum Thema »Fibromyalgie« haben, können Sie direkt an den Autor schreiben:

Dr. med. Thomas Weiss, 07, 7–8 (Planken), 68161 Mannheim

Literatur

Guzek, G./Lange, E.: Pilze im Körper – Krank ohne Grund? Südwest Verlag. 20. Auflage, München 1997

Lange, E.: Heildiät gegen Pilze im Körper. Südwest Verlag. 5. Auflage, München 1997

Scheithauer, F./Friedrich, A.W/Rehle, E.: Mit Qi Gong die Lebensenergie stärken. Südwest Verlag. München 1997

Storm-Kull, Z. F.: Fit und beweglich mit der Rückenschule. Südwest Verlag. München 1997

Weiss, Dr. T.: Krank im Schlaraffenland. Kösel Verlag. München 1994

Weiss, Dr. T.: Alles über Pilzerkrankungen. Kösel Verlag. München 1996

Weiss, Dr. T.: Familientherapie ohne Familie. Kösel Verlag. 5. Auflage, München 1996

Zittlau, J./Kriegisch, N.: Das große Buch der gesunden Ernährung. Südwest Verlag. 3. Auflage, München 1998

Hinweis

Das vorliegende Buch ist sorgfältig erarbeitet worden. Dennoch erfolgen alle Angaben ohne Gewähr. Weder Autor noch Verlag können für eventuelle Nachteile oder Schäden, die aus den im Buch gemachten praktischen Hinweisen resultieren, eine Haftung übernehmen.

Anmerkung der Redaktion

Sie haben es sicher gemerkt, dass wir diesem Buch die neuen amtlichen Rechtschreibregeln zu Grunde/zugrunde gelegt haben.

Bildnachweis

Archiv Dr. Weiss Thomas: 17, 23, 68 re. u. li.; Bavaria, Gauting: Plakat li. u. (TCL), re. o. (FPG), 1 (M.W.),6 (Custom Medical), 30 (Rose); Botanik-Bildarchiv Laux, Biberach a. d. Riß: 73; Image Bank, München: 26 (Georges Colbert), 80 (Derek Redfearn); Mauritius, Mittenwald: Plakat li. o. (J.Silverberg), re. u. (Rosenfeld); Superbild, Grünwald: 20, 38, 41 (B.S.I.P.); Tony Stone, München: Titel u. Plakat (Chris Lane); Transglobe, Hamburg: U4 (Gable/Jerrican), 54 (Jerrican/Dianne), 92 (Perstein/Jerrican); Wuillemet Sascha, München: 8, 32, 49

Impressum

© 1997 Südwest Verlag GmbH in der Verlagshaus Goethestraße GmbH & Co. KG, München
4. Auflage 1999

Alle Rechte vorbehalten. Nachdruck – auch auszugsweise – nur mit Genehmigung des Verlags.

Lektorat:
Dr. Alex Klubertanz
Redaktionsleitung und medizinische Fachberatung:
Dr. med. Christiane Lentz
Bildredaktion:
Ute Schoenenburg
Produktion:
Manfred Metzger
Umschlag: Heinz Kraxenberger, München; Till Eiden
DTP/Satz:
Reiner Löb
Druck:
Color-Offset, München
Bindung:
R. Oldenbourg, München
Printed in Germany

Gedruckt auf chlor- und säurearmem Papier

ISBN 3-517-01993-3

Register